HYGIÈNE

DE

L'ARTHRITISME

Ouvrages du Docteur FOVEAU DE COURMELLES

Electricité :

Précis d'électricité médicale, 250 p. in-16 ill. Paris, 1891 ; Barcelone, 1892 ; Moscou, 1894, *épuisé*.
L'Electricité médicale au XIXe siècle, 32 p. in-12. Paris, 1895.
L'Electricité curative, 400 p. in-12 ill. Paris, 1895.
Nouveau précis d'électricité médicale, 500 p. in-8 ill. Paris, 1895.
Traité de Radiographie (*Premier enseignement des rayons X*, cours libre à la Faculté de Médecine de Paris), 500 p. gr. in-8 ill. Paris, 1897.
Electricié médicale, 32 p. in-8 ill. Paris, 1898, *épuisé*.
L'Ozonoscopie, 28 p. in-8, Montréal, 1898.
Bi-Electrolyse et Pyrogalvanie, 30 p. in-8. Montréal, 1898.
L'Electricité et ses applications, 200 p. in-16 ill. Paris, 1900.
Formulaire électrothérapique, 230 p. in-16, Paris, 1900.
Les rayons X en pathologie infantile, 32 p. in-8 ill. Paris, 1900.
L'Electroscopie, 30 p. in-8 ill. Montréal, 1900.
Osmose et Bi-Electrolyse, 20 p. in-8 ill. Paris, 1900.
La lumière électrique en thérapeutique, 20 p. in-8, Rio-de-Janeiro, 1900.
Lupus et Photothérapie (Extrait du bulletin de l'Académie de Médecine de Belgique, 15 p. in-8 ill. Bruxelles, 1900.
L'Année Electrique, de 1900 à 1903, 4 vol. 350 p. in-12. Paris.
Photothérapie dentaire, 40 p. gr. in-8 ill. Paris, 1903.
Electrothérapie dentaire. Cours à l'Ecole dentaire de Paris. 1 vol. 300 p. in-12 ill. Paris, 1904.

Œuvres diverses :

La Peur, la Pauvreté, broch. Paris, 1886.
La Vaginite et son traitement, 104 p. in-8. Paris, 1888.
Le Magnétisme devant la loi, 50 p. in-8. Paris, 1889.
Les Facultés mentales des animaux, 352 p. in-12 ill. Paris, 1890.
L'Hypnotisme, 330 p. in-12 ill. Paris, 1890 ; Londres et New-York, 1891.
L'Esprit et l'Ame des plantes, 30 p. in 8. Amiens, 1893.
L'Hygiène à table, 200 p. in-12. Paris, 1894.
L'Esprit scientifique contemporain, 410 p. in-12. Paris, 1898.
Une langue internationale : L'Espéranto, 30 p. in-8. Paris, 1901.
Comment on se défend de la Neurasthénie, de la folie, de l'alcoolisme, des tuberculoses cutanées, 4 broch. 50 à 70 p. in-8 ill. Paris, 1901 et 1902.
Hygiène et Maladies de l'enfance, 200 p. in-16. Paris 1903.

HYGIÈNE

DE

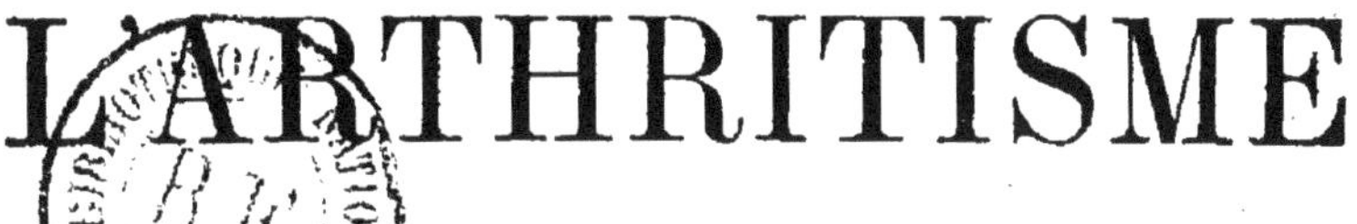

L'ARTHRITISME

(SOINS AUX GOUTTEUX ET RHUMATISANTS)

PAR LE

Dr FOVEAU DE COURMELLES

Lauréat de l'Académie de médecine,
Lauréat et Vice-Président de la Société Française d'Hygiène
Lauréat et Membre de la Société d'Hygiène de l'Enfance,
Lauréat de la Société Nationale d'Encouragement au bien
Lauréat et Membre associé étranger de la Société Roya
de Médecine publique de Belgique,
Président de la Société des Gens de sciences, etc.

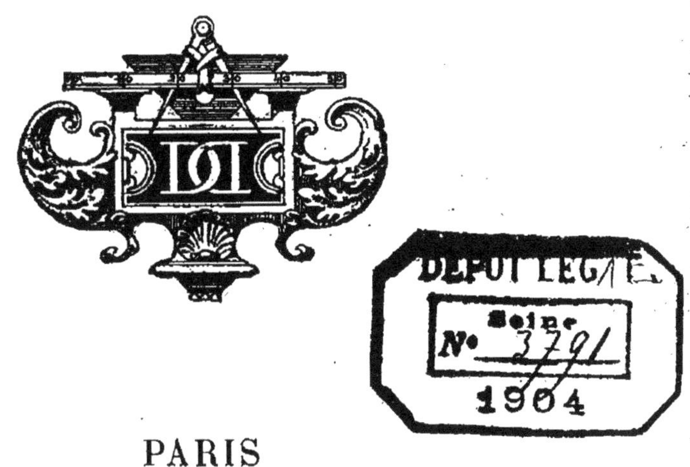

PARIS

H. DELARUE ET Cie, LIBRAIRES-ÉDITEURS

5, RUE DES GRANDS-AUGUSTINS, 5

PRÉFACE

Goutteux et rhumatisants sont rassemblés sous la dénomination commune d'arthritiques. Aussi le terme d'arthritisme est-il entré dans le domaine courant, dans le langage ordinaire ! on l'emploie souvent de préférence aux mots goutte ou rhumatisme. L'arthristime se superpose même aux états nerveux, et maints neurasthéniques, dits neuro-arthritiques, doivent en même temps que leur état rhumatisant, soigner leur système nerveux.

Longtemps on a cru que les articulations, les jointures des membres étaient seules sujettes à ces phénomènes de douleur, de congestion, de gonflement qui caractérisent l'arthritisme, il a fallu se convaincre, devant les grands travaux de la fin du dix-neuvième siècle, que la diathèse arthritique était une affection beaucoup plus générale, extrêmement répandue, et s'attaquant à tous les organes. L'estomac, le foie, le rein, le cœur, peuvent être rhumatisants, et il importe de ne pas confondre ces manifestations arthritiques avec d'autres affections morbides et par suite de les mal soigner.

Tous les organes peuvent être frappés, congestionnés, douloureux, et on a pu parfois croire à la nécessité d'opérations devant les phénomènes très alarmants ainsi produits, puis constater, devant les tergiversations des patients, que tout étant rentré dans l'ordre, il ne s'agissait en somme que d'une attaque de rhumatisme aigu. Il faut toujours penser à l'arthritisme; bien interroger et bien étudier son malade, est le rôle du médecin, il le fait et prescrit une thérapeutique appropriée. Mais à côté des médicaments, à une époque où il est démontré que maints agents physiques, l'électricité, le massage, l'exercice, et surtout l'hygiène, tiennent encore la meilleure place, ce sont ces modalités toniques et préventives que nous avons tenu surtout à indiquer ici. L'hygiène alimentaire notamment, qu'ont préconisée Dujardin-Beaumetz et Germain Sée, tiendra donc une large place ; dans notre livre l'*Hygiène à Table* qu'a préfacé le premier de ces maîtres, nous avons parlé de la valeur alimentaire de maintes substances nutritives, aussi pourrons-nous y renvoyer parfois le lecteur.

Nous aurions encore à parler de certaines manifestations de l'arthritisme, cataloguées sous le nom d'herpétisme, et dont les anciens auteurs faisaient la diathèse herpétique. On la confond aujourd'hui avec la diathèse arthritique, mais ses manifestations cutanées sont si nombreuses, si diverses, d'un diagnostic parfois si difficile d'avec d'autres phénomènes siégeant aussi à la peau et d'origine tuberculeuse ou syphylitique, qu'un livre spécial doit être réservé à l'*Hygiène de la peau*.

Quoi qu'il en soit, l'hygiène alimentaire est à peu près la même pour les diverses variétés de l'arthritisme, qu'il siège en l'articulation, en les organes internes ou à la peau.

La goutte que se bornaient à supporter nos pères, immobilisés sur leur lit de douleur, peut être aujourd'hui prévenue et guérie. La médecine a fait autant, sinon plus de progrès que la chirurgie ; elle sait guérir, moins sensationnellement, avec de la patience, de la persévérance, mais elle sait ; elle peut guérir bien des maladies où elle était jadis impuissante, et la goutte est du nombre. Les névralgies, les migraines que les patients et plus souvent les patientes enduraient périodiquement, avec l'attente curative de la ménopause ou de la mort, sont souvent jugulées; elles appartiennent souvent au domaine de la goutte, et peuvent alors disparaître chez qui veut se soumettre à une hygiène rationnelle. « Régime vaut mieux que médecine », a dit Voltaire, et nous le prouverons.

Docteur FAVEAU DE COURMELLES

HYGIÈNE DE L'ARTHRITISME

PREMIÈRE PARTIE

LES MANIFESTATIONS DE LA GOUTTE ET DU RHUMATISME

Chapitre premier

LES ÉTATS ARTHRITIQUES

LA DIATHÈSE ARTHRITIQUE. — CLASSIFICATION. — DIFFÉRENCES GÉNÉRALES.

LA DIATHÈSE ARTHRITIQUE

Le rhumatisme et la goutte sont classés par les auteurs dans les maladies dystrophiques et dyscrasiques, ralentissement de la nutrition ou défaut de circulation, vices de la digestion ou du sang, sont tour à tour incriminés. En réalité, et malgré l'origine alimentaire, la suralimentation, que nous verrons surtout incriminée, l'arthritisme est une maladie générale que la médecine ne sait pas encore trop classer, mais qu'elle prévient souvent, améliore ou guérit, ce qui est au moins aussi important que d'en savoir la genèse et encore celle-ci sera-t-elle longuement traitée.

On en peut classer les manifestations au moins arbitrairement, par les caractères les plus saillants, puisque dans un grand nombre de cas les troubles étant internes et viscéraux, le diagnostic avec d'autres affections en sera d'autant plus difficile.

CLASSIFICATION

Voici les grands aspects de l'arthritisme.

1° Le rhumatisme articulaire aigu qui est la manifestation la plus franche, la plus douloureuse, et souvent accompagnée de phénomènes internes.

2° Le rhumatisme chronique localisé à une articulation ou à un petit nombre d'articulations, ou celui qui tend à se généraliser; de là, les appellations de rhumatisme chronique partiel ou polyarticulaire progressif.

3° Le rhumatisme qui frappe l'estomac, le foie, le rein, et appelé viscéral, ou celui qui frappe les muscles d'impotence, de douleur, et dit musculaire.

4° Le rhumatisme secondaire, faux rhumatisme, qui survient dans le cours de maladies générales et infectieuses, telles que la blennorrhagie, la scarlatine, l'état puerpéral et qui pour guérir doit voir disparaître la cause génératrice.

5° La goutte articulaire aiguë, normale, régulière ou chronique, frappant les articulations d'une façon momentanée ou durable, ou encore les organes internes.

DIFFÉRENCES GÉNÉRALES

Ces divisions sont, nous le répétons, absolument arbitraires, aussi les étudie-t-on sous le nom général d'arthritisme, et même souvent sous le nom de goutte tout simplement. Aussi, dans ce livre, emploiera-t-on concurremment et comme synonymes ou à peu près, les mots arthritisme, rhumatisme, goutte. La différence cependant à établir entre les deux derniers termes est dans leur intensité, dans l'empreinte différente sur l'organisme, sur le système osseux notamment ; ce sont les rayons X qui ont permis de constater l'altération très nette des os dans la goutte, les os formés normalement de carbonate et de phosphate de chaux se déminéralisent, perdent le second sel et apparaissent sur l'écran fluorescent au platinocyanure de baryum qu'illuminent les rayons X plus blancs que les os normaux ou simplement rhumatisants. Ce diagnostic est souvent utile au point de vue du pronostic de l'affection, du traitement à instituer, de la fragilité des os (Foveau de Courmelles, *Traité de radiographie*).

D'autre part, l'hygiène alimentaire variera selon qu'il s'agira de l'anémié rhumatisant ou de l'apoplectique goutteux.

L'état du sang et la constitution osseuse sont donc les deux grandes différenciations, et encore se décèlent-ils, l'un par l'examen microscopique du sang, l'autre par la radioscopie, la merveilleuse découverte du physicien Rœntgen. Ces deux moyens d'investigation sont récents et permettent un plus facile diagnostic de la goutte d'avec le rhumatisme, souvent bien difficile autrefois et cependant si important.

Chapitre II

RHUMATISME ARTICULAIRE AIGU

TROUBLES ARTICULAIRES. — TROUBLES VISCÉRAUX. — TROUBLES NERVEUX. — TROUBLES DIGESTIFS ET CUTANÉS.

TROUBLES ARTICULAIRES

Les articulations sont atteintes de préférence et d'abord, bien que tous les organes en puissent être atteints. Le mal se développe en tous pays et en toutes saisons, mais de préférence dans les contrées tempérées pour la saison d'été (Besnier). On a même décrit des épidémies de rhumatisme pendant la période estivale. Le froid, joint à l'humidité, est cependant la cause occasionnelle la plus fréquente, soit que le refroidissement soit brutal chez un individu en transpiration, soit lent comme chez les gens habitant une maison neuve, humide. Comme toujours le terrain aide l'évolution de la maladie, les fatigues, les excès, les traumatismes des membres y prédisposent. Ne sait-on pas qu'une jambe ou un bras cassés donnent souvent aux changements de temps des sensations douloureuses, ce qui constitue, pour leurs porteurs, un baromètre plutôt désagréable.

Comme symptômes, ils sont trop connus, car le rhumatisme est une maladie dont la description est hélas ! trop connue de ceux qui la possèdent. Elle atteint les jeunes et les vieux indistinctement. Le rhumatisme atteint les articulations comme les muscles, la vessie, l'intestin, le poumon. Ce sont des maux de reins, des lumbagos, des torticolis et aussi des douleurs dans les grandes articulations.

Souffrance atroce par elle-même, elle traîne à sa suite des désordres parfois graves. Que de fois le rhumatisme atteint le cœur ! C'est presque la règle, hélas ! si l'on n'y prend garde. Fréquemment aussi il touche le cerveau ou bien ankylose les membres. On sait encore que la chorée (danse de Saint-Guy) est souvent d'origine rhumatismale.

Le rhumatisme débute communément par les membres inférieurs (genoux, cou-de-pied), et de là se généralise plus ou moins. Il court d'une articulation à l'autre et est souvent symétrique, c'est-à-dire qu'il atteint fréquemment la même articulation du membre gauche et du membre droit.

Les parties atteintes sont le siège d'une douleur habituellement très vive qui s'exagère par le mouvement et la pression, même peu accentués, et qui se calme au contraire par l'immobilité. Aussi les malades gardent-ils l'immobilité et évitent-ils avec soin le poids des couvertures. Il faut souvent les préserver des attouchements du drap par un cerceau.

Leurs jointures sont gonflées, légèrement rouges, la peau est tendue, lisse, luisante, enflammée. Il y a épanchement d'eau dans l'articulation. Le tour a souvent une couronne douloureuse. L'épanchement s'infiltre dans le voisinage.

Le malade est baigné de sueur acide à odeur aigre ; il urine peu un liquide riche en urée et en urates, et son urine est brûlante. L'appétit diminue, la constipation est la règle. Le malade garde sa lucidité d'intelligence.

Pendant le rhumatisme, il survient un état anémique très prononcé qui persiste parfois très longtemps après l'attaque.

Le visage reste longtemps d'un blanc mat, ce qui est dû à la rapide et grande diminution des globules rouges du sang.

L'œdème est fréquent aux mains et aux pieds et est parfois généralisé. La fièvre est d'intensité variable, diminuant peu le matin. L'appétit est souvent conservé. Les manifestations intestinales sont variables, constipation ou relâchement, et dans ce dernier cas, la diarrhée peut être abondante, fluide, séreuse, comparable « à de véritables sueurs intestinales » (Peter).

La durée des attaques de rhumatisme est subordonnée à l'intensité du mal et varie de deux à plusieurs semaines. Une jointure est souvent prise, laissée, reprise, la douleur se promène.

TROUBLES VISCÉRAUX

Mais, nous l'avons dit, les articulations ne sont pas toujours les seules prises, et le cœur est l'organe de prédilection du rhumatisme, l'organe affectionné bizarrement, puisque la douleur s'y fixe avec ténacité, alors que son caractère semble être ambulatoire. C'est en 1832 que Bouillaud découvrit l'*endocardite rhumatismale*, souvent l'origine des lésions du cœur; elle est très fréquente, existant chez les rhumatisants dans la proportion de 30, 40 ou 50 0/0, surtout chez les enfants.

La phlébite peut survenir et laisser subsister des varices dans les régions frappées.

L'appareil respiratoire peut être également atteint, l'enveloppe du poumon peut se congestionner, se fluxionner, contenir du liquide, c'est la *pleurésie* d'origine rhumatismale. Le poumon peut être pris, donner l'aspect de catarrhe suffocant, et si les deux poumons sont congestionnés, le malade peut être enlevé en peu d'heures (Ball).

TROUBLES NERVEUX

Le cerveau est plus rarement pris, le rhumatisme, d'après Trousseau, « n'éveillant pas volontiers les sympathies cérébrales ». Il peut prendre la forme apoplectique ; ainsi Trousseau vit un homme robuste et grand buveur atteint de rhumatisme cérébral : au dix-huitième jour de son rhumatisme articulaire, ce malade se plaint tout à coup de ne plus voir clair, il vocifère, crie au voleur, lutte avec deux infirmiers, est replacé dans son lit, s'affaisse et meurt, la scène entière ayant duré à peine un quart d'heure (Dieulafoy).

Mais ce tableau est rarement aussi sinistre, il y a de la douleur céphalalgique, des hallucinations, de l'incohérence des idées, une température élevée, un délire violent parfois, s'il y a des convulsions, puis de la stupeur, du coma, le pronostic est sombre. La guérison est lente, si elle se doit produire, dans ces cas préparés par des surmenages intellectuels ou mentaux, chagrins, émotions, alcoolisme.

La moelle épinière peut être atteinte et selon la région, les filets nerveux qui en dépendent, peuvent donner des symptômes paralytiques ou des douleurs lombaires et rachidiennes. Certaines névralgies, non accompagnées d'inflammation des nerfs, n'ont pas d'autre origine, elles sont faciales, intercostales, sciatiques et souvent bien difficiles à guérir.

TROUBLES DIGESTIFS ET CUTANÉS

Les voies digestives présentent ou peuvent présenter des difficultés de déglutition, de la douleur stomacale, ne reconnaissant pas d'autre origine que le rhumatisme. Des coliques, de la diarrhée, de la congestion du foie avec ou sans ictère (jaunisse) accompagnent ou non les précédents symptômes.

L'albuminurie, la néphrite, la difficulté d'uriner, des douleurs scrotales sont aussi des phénomènes possibles.

La peau peut être également prise, recouverte

d'urticaire, d'épanchements rougeâtres sur les avant-bras, les jambes et la partie interne des cuisses ; en outre elle peut être distendue par de l'œdème.

La marche de l'affection est, on le voit, très variable dans sa durée, ses formes, son pronostic. On conçoit la difficulté du diagnostic et des indications.

Chapitre III

LE RHUMATISME CHRONIQUE

RHUMATISME CHRONIQUE SIMPLE. — RHUMATISME NOUEUX. — RHUMATISME CHRONIQUE PARTIEL. — RHUMATISME CHRONIQUE FIBREUX. — RHUMATISME ABARTICULAIRE. — RHUMATISME SECONDAIRE. PSEUDO-RHUMATISME.

Le rhumatisme chronique est simple, noueux ou généralisé, partiel ou fibreux.

Il peut s'observer de vingt à trente ans quoiqu'il se présente plutôt vers l'âge de trente-cinq à quarante ans. Il y a une prédominance assez marquée chez la femme.

Le début a lieu par des poussées peu aiguës de rhumatisme avec douleurs dans les articulations ; les poussées se renouvellent plusieurs fois.

Il survient alors des déformations qui ont fait appeler une des formes de ce rhumatisme chronique, le rhumatisme noueux. Ces déformations, qui ressemblent, en effet, à de véritables nœuds, sont surtout marquées au niveau des articulations de l'index et du médius. Les articulations des doigts, des orteils, du poignet, et enfin, mais plus rarement les grandes articulations, peuvent être le siège des mêmes déformations. Il survient souvent de la contracture ; le membre peut dépérir et il y a des phénomènes douloureux qui reviennent par accès aux temps humides et froids.

Il faut se méfier, dit le Dr L. E. Monnet dans ses *Consultations aux arthritiques*, de ce rhumatisme particulier qui peut amener à sa suite une infirmité définitive, rendre le membre absolument impotent et condamner au repos forcé perpétuellement douloureux.

Chez le vieillard, le *rhumatisme chronique* (*arthrite sénile*) prend une allure spéciale. C'est à la hanche que souvent il pèse de tout son poids douloureux. L'articulation craque, et progressivement s'ankylose si l'on n'y prend garde. La douleur s'accentue parfois, la marche devient difficile et impossible. Il faut traiter ces malades, car on peut les améliorer et les préserver d'infirmités pénibles pour eux et leurs proches (voir plus loin le traitement général du rhumatisme).

Une autre forme du rhumatisme chez le vieillard est le *rhumatisme chronique des phalanges* (*nodosités d'Héberden*). Elle est caractérisée par le développement de petites nodosités au niveau de l'articulation de la phalangette (la phalangette est la phalange qui porte l'ongle) avec la phalange suivante. L'articulation est rigide et la phalangette est ordinairement immobilisée dans une position vicieuse ; elle est comme tordue. Ces symptômes se montrent à tous les doigts, mais n'atteignent pas les autres articulations ni de la main, ni des autres parties du corps. Il y a peu de phénomènes de douleur.

Les rayons X ont permis de différencier ces diverses formes et d'établir l'étendue des lésions. Nous avons eu souvent à en faire le diagnostic.

Les symptômes du rhumatisme chronique sont aussi variés que ceux du rhumatisme aigu, mais ils sont plus sourds, plus torpides, plus supportables.

RHUMATISME ARTICULAIRE CHRONIQUE SIMPLE

Le *rhumatisme articulaire chronique simple* peut succéder à des attaques de rhumatisme aigu ou subaigu. La douleur devient alors moins intense, la fièvre moins vive, les articulations restent douloureuses à la pression et les mouvements difficiles, pénibles, sont parfois accompagnés de craquements. Certaines régions voisines peuvent s'atrophier ; on voit alors les masses musculaires des membres s'amoindrir, s'atrophier et qui exigent l'emploi de l'électricité faradique pour récupérer leur tonicité et leur volume. Le rhumatisme chronique guérit à la longue ou s'établit définitivement chez le patient ainsi devenu impotent,

RHUMATISME NOUEUX

Il a reçu différents noms en médecine, c'est le *rhumatisme chronique primitif*, la *polyarthrite déformante*, le *rhumatisme chronique, osseux, multi-articulaire*, le *rhumatisme goutteux*.

Il peut débuter d'emblée, sous la forme chronique, chez de jeunes sujets ; il est progressif et a les plus grandes tendances à suivre sa marche envahissante ; commençant habituellement par les petites articulations des mains et des pieds, il s'étend vers le tronc, les grosses articulations.

Charcot, dans ses *Maladies des vieillards*, établit la statistique suivante, sur les jointures envahies :

Petites jointures des pieds et des mains.	25 fois
Gros orteil.	4 —
Mains et pieds envahis en même temps qu'une grosse articulation	7 —
Grande jointure prise avant les doigts.	9 —

Des douleurs fugaces, errantes, suivent parfois le trajet d'un cordon nerveux ou atteignent muscles et articulations. Les crises douloureuses atteignent plus fréquemment les doigts et la main qui se déforment de façon transitoire puis permanente. Les contractures musculaires sont les agents des déformations et sont souvent très douloureuses. Les doigts sont rétractés, fléchis ou étendus, affectant les formes les plus diverses, puis s'atrophient, disparaissent, avec la peau amincie, décolorée, indurée. L'impotence arrive à être complète. Toutes les articulations peuvent être prises, et l'on peut voir le poignet fléchi, l'avant-bras tourné en dehors, le coude plus ou moins fléchi, l'épaule rigide et ce membre supérieur comme fixé au thorax. Les membres inférieurs peuvent être pris avec le gros orteil, tellement déjeté en dehors qu'il renverse les autres doigts et que le pied est dévié comme un pied bot, avec le genou très déformé... Même la colonne vertébrale, la tête peuvent être prises. C'est, dit le Dr A. Plique, une maladie de miséreux, d'indigents, soumis au froid humide, que trouvait Charcot dans les trois quarts de ses cas.

L'évolution est très lente chez les sujets âgés, mais on connaît aussi une forme aiguë, plus rapide, due à l'état puerpéral et à l'allaitement, à la scarlatine, et qui guérit sans cette marche envahissante.

Le sang n'est pas chargé d'acide urique. La nutrition est convenable. Les eschares sont rares, bien que les malades soient immobilisés.

C'est une affection bizarre et à diagnostic difficile.

RHUMATISME CHRONIQUE PARTIEL

L'arthrite sénile ou *rhumatisme chronique partiel* est propre ou à peu près, aux âges avancés. Les grandes articulations sont prises, le genou et la hanche de préférence. Le début est presque chronique d'emblée, indolore, mais avec, ensuite, des poussées aiguës douloureuses, internes, car on peut palper, appuyer sur le membre sans provoquer de douleur. Les rayons X révèlent, dans la déformation du membre, des corps étrangers formés de végétations osseuses ou de tuméfaction des extrémités normales de l'os. Ainsi s'expliquent les difficultés des mouvements, les craquements, voire l'ankylose du membre par fusion de ces amas osseux formant une masse unique et rigide.

Si des nodosités accompagnent les articulations des petits os des doigts dont les extrémités s'hypertrophient, on a les *nodosités d'Heberden*. Les doigts se dévient et l'articulation est rigide. Cette dernière affection est propre à la vieillesse, mais se lègue, coexistant souvent avec la migraine, l'asthme, la névralgie sciatique...

RHUMATISME CHRONIQUE FIBREUX

Les tendons ou extrémités des muscles, ligaments rigides que j'ai souvent entendu baptiser nerfs et qui se tendent sous la peau, les enveloppes des muscles, larges membranes blanchâtres, ou aponévroses qui fait dire quand on les rencontre dans la viande de boucherie, que le morceau est nerveux, peuvent s'incruster, se solidifier et empêcher les mouvements des doitgs et de la main par exemple. Les extrémités osseuses sont déplacées et saillantes, mais il n'y a pas de craquements ; cette forme de rhumatisme est rare.

RHUMATISME ABARTICULAIRE

Il s'agit là du rhumatisme siégeant en dehors des articulations bien difficiles souvent à reconnaître d'avec d'autres affections morbides. Une contracture ou rigidité anormale des muscles est-elle rhumatismale ou nerveuse ? Une névralgie est-elle due à une inflammation ou à un phénomène rhumatismal ? Un eczéma est-il simplement cutané ou arthritique ? Un gonflement œdémateux est-il articulaire ou cardiaque ?

Il faut toujours penser au rhumatisme sans cependant négliger les autres affections. C'est là le rôle du médecin, mais le patient doit se souvenir quand on lui pose la question classique : « Quelles maladies avez-vous faites jusqu'à présent ? », s'il a été atteint de poussée articulaire, de rhumatisme, car cela guidera le praticien.

RHUMATISME SECONDAIRE. PSEUDO-RHUMATISME

Le rhumatisme n'est souvent que l'effet d'une maladie générale et par suite qu'un symptôme de cette affection morbide. C'est ainsi que la blennorrhagie, l'échauffement des jeunes gens, souvent si dédaignée, est une grave affection atteignant profondément l'organisme, gonflant les articulations, frappant le cœur, sans parler même des suites lointaines. Les enveloppes des tendons, des nerfs peuvent être enflammés ; on peut avoir des névralgies, des accidents oculaires. Le rhumatisme peut être suscité ou réveillé par la blennorrhagie.

La scarlatine peut aussi, à son déclin, produire des manifestations articulaires. De même la grossesse, l'état puerpéral... On soignera les affections et les symptômes.

Chapitre IV

LA GOUTTE

DIVISIONS. — GOUTTE RÉGULIÈRE. — GOUTTE ARTICULAIRE. — GOUTTE CHRONIQUE. — GOUTTE IRRÉGULIÈRE.

DIVISIONS

La goutte, comme le rhumatisme, est régulière ou normale, aiguë ou chronique, partielle ou générale, c'est l'ancienne *podagra* des anciens, parce que le pied est sa proie ; ou irrégulière, anormale, encore appelée rétrocédée, remontée, larvée, frappant les viscères et les organes.

« La goutte est un état constitutionnel qui domine toute l'existence et marque de son empreinte tous les tncidents maladifs de la vie. » (Rendu) Si quelque chose devait excuser la goutte, c'est qu'elle est, dit-on la maladie des gens riches. Champfort lui donne comme parrain Plutus, le roi de l'or.

Depuis quelque temps il semble qu'elle se soit davantage démocratisée, car c'est devenu une affection des plus fréquentes dans presque toutes les classes de la société. Seule la femme en est plus rarement atteinte que l'homme ; il faut voir dans ce fait le résultat des habitudes plus sédentaires, de la vie plus calme et moins agitée du sexe féminin.

La goutte est de tous les climats, car c'est plutôt une maladie par nutrition défectueuse que les changements de température peuvent provoquer mais qu'ils ne créent ni ne déterminent.

« Une alimentation trop azotée, d'une part, une alimentation trop épicée de l'autre, telles sont, dit M. Lécorché, les deux conditions qui favorisent le développement de la goutte. Trop de viandes et trop d'épices. »

Il est bien certain que nombre de gros mangeurs sont goutteux, mais tous ne le sont pas. Il faut pour cela une certaine prédisposition du malade. Les arthritiques ou les herpétiques sont de ces prédisposés. Ajoutez à cela l'hérédité, une vie paisible succédant à une vie très active, les veilles, les émotions violentes, joies ou chagrins, le sédentarisme, et vous aurez les causes les plus fréquentes des attaques de goutte.

Nombre de grands hommes ont été goutteux. Tels Horace, Franklin, Milton et le grand médecin anglais Sydenham. « Mourir de la goutte, disait cet illustre praticien, n'est pas une mort d'imbécile. » C'est au moins consolant pour le goutteux.

Avant qu'elle paraisse, la goutte se manifeste par des changements de caractère, des maux de tête, des vertiges. Le goutteux a des troubles digestifs, des gaz, de la constipation ou de la diarrhée, des crampes d'estomac, des renvois aigres, de l'eczéma parfois. « L'humanité tourne à l'aigre, disait Marchal de Calvi. »

GOUTTE RÉGULIÈRE, GOUTTE ARTICULAIRE

L'attaque de goutte est un phénomène momentané, un fait de la diathèse goutteuse. On voit de suite par ce que nous avons dit du rhumatisme quelle faible différence existe entre elle et le rhumatisme. En somme, à part l'examen aux rayons X qui chez le vieux goutteux révèle des altérations osseuses que l'on ne trouve pas chez le rhumatisant, on pourrait conclure à l'identité absolue de la goutte et du rhumatisme. La première a les honneurs de l'ancienneté, mais elle n'est qu'une manifestation de l'arthritisme.

Les migraines, les coliques hépatiques ou néphrétiques, certaines poussées furonculeuses, des hémorrhoïdes, des eczémas sont des manifestations de la goutte, plus ou moins prématurées chez l'individu.

L'attaque de goutte est souvent précédée de troubles divers, dans le caractère qui s'aigrit, dans l'inaptitude au travail, et enfin, écrit Dieulafoy, éclate l'attaque de goutte : « Le sujet se couche et s'endort, mais entre minuit et trois heures du matin, car c'est presque toujours dans le milieu de la nuit que paraissent les premiers accès de goutte, il est réveillé par une vive douleur qui siège à l'articulation métatarso-phalangienne du gros orteil de l'un des pieds (podagre). En deux ou trois heures cette douleur est devenue intolérable, le malade est en proie à de véritables tortures, il ne peut supporter le contact des draps, il redoute les vibrations imprimées à son lit par les personnes qui marchent dans la chambre ou par les voitures qui passent dans la rue. Ces atroces douleurs ne siègent pas seulement au niveau de la jointure envahie, elles s'étendent parfois au pied et à la jambe et le malade les compare à de l'huile bouillante, à du plomb fondu qui coulerait le long du membre affecté. Vers le matin les douleurs diminuent, les frissons qui les accompagnaient disparaissent, le malade s'endort avec une légère transpiration et la journée est assez calme ; mais vers le soir et pendant la nuit les douleurs reparaissent avec toute leur intensité pour diminuer, encore au matin ; et ainsi de suite pendant quatre, cinq, six, huit jours. » C'est l'attaque de goutte aiguë. Les veines de la région et du voisinage sont tuméfiées, la peau est rouge, luisante, comme une pelure d'oignon (Rousseau), mais se violace ; les tissus sont gonflés, mais se desquamment et démangent. Il y a de la fièvre et de la température, de la congestion de la face. Mais la peau est sèche et les sueurs matinales n'ont ni l'abondance, ni l'acidité des sueurs du rhumatisme articulaire. Le sang et les urines contiennent beaucoup d'acide urique.

Après l'attaque, l'articulation met quelque temps à retrouver sa souplesse, mais l'état général est meilleur, comme si l'organisme avait expulsé tout son acide urique.

Les membres peuvent être également pris.

GOUTTE CHRONIQUE

La *goutte chronique* est plutôt l'apanage des gens âgés, elle a été généralement précédée d'attaques, et les sujets ne retrouvent jamais complètement leur liberté articulaire, les membres sont souvent déformés. Il y a des *tophi*, concrétions formées d'urate de soude, d'urate et de phosphate de chaux qu'aujourd'hui dissolvent les courants électriques continus en présence de sels de lithine (*bi-électrolyse* de Foveau de Courmelles, 1890). Ces concrétions se développent dans le tissu cellulaire sous-cutané et dans la peau, au voisinage des articulations, sont d'abord à demi liquides, puis s'augmentent à chaque attaque et se durcissent, parfois elles s'ouvrent et se déversent au dehors par des fistules. L'attaque de goutte n'est pas toujours nécessaire pour l'apparition de ces tophi, mais cette *gravelle de la peau* (Trousseau) est une signature certaine de diathèse goutteuse.

La goutte chronique affaiblit l'organisme et le cachectise, le prépare au diabète, à l'albuminurie, à la dyspepsie...

GOUTTE IRRÉGULIÈRE

Comme dans le rhumatisme, les viscères peuvent être pris.

On appelle *goutte larvée*, la goutte non franche qui se traduit par de la migraine, de l'asthme, de la gravelle, des hémorrhoïdes, des eczémas, alternant avec la goutte ou se produisant seuls chez un descendant de goutteux.

La *goutte remontée* ou *métastase goutteuse* comporte des accidents viscéraux survenant au cours d'une attaque de goutte. On voit alors se produire des difficultés d'avaler, des crampes terribles à l'estomac, des douleurs au cœur, des vomissements incoercibles avec sueurs froides, algidité, tendance à la syncope, des coliques intestinales, de la fièvre, de la céphalée violente, du délire, des convulsions, de la stupeur... La mort peut même survenir.

Tous les organes peuvent être alors atteints gravement.

Chapitre V.

L'ARTHRITISME CHEZ L'ENFANT

ASPECT. — LYMPHATISME ET ANÉMIE. — APPAREIL CIRCULATOIRE. — APPAREIL RESPIRATOIRE. — TUBE DIGESTIF. — ORGANES GÉNITO-URINAIRES. — SYSTÈME NERVEUX. — TÉGUMENTS ; APPAREIL LOCOMOTEUR. — FIÈVRE ARTHRITIQUE. — PROPHYLAXIE ET TRAITEMENT.

Les manifestations de l'arthritisme varient avec les individus, les tempéraments... Aussi chez les enfants, les phénomènes sont-ils très différents, et voici, d'après une communication à un congrès de pédiatrie (la science des enfants) dit le Dr Monnet, un tableau remarquablement dessiné de la diathèse arthritique chez l'enfant ; elle est due au Dr Comby, de Paris, qui résume et synthétise les doctrines et les données les plus nouvelles sur ce sujet tout d'actualité !

On a cru pendant longtemps que le rhumatisme était une maladie de l'âge mûr, tout au plus attribuait-on parfois à la croissance, certains troubles arthritiques de la puberté, mais on sait aujourd'hui que, dès sa naissance, l'enfant n'est pas épargné.

L'*arthritisme*, ce trouble permanent de la nutrition qu'a si bien étudié M. Ch. Bouchard, est une diathèse le plus souvent héréditaire. Fréquente chez les peuples civilisés, dans les classes riches, intellectuelles, urbaines, la diathèse se transmet de génération en génération avec une déplorable facilité. Mais elle ne s'accuse pas tout de suite, dès la naissance, en traits frappants et reconnaissables; il faut à l'observateur des qualités d'expérience, de finesse, de flair, pour en dépister les manifestations embryonnaires et prodomales (*avertisseuses*).

Quand on se trouve en présence d'un gros désordre, depuis longtemps étudié et classé, le *diabète*, l'*asthme*, la *goutte*, l'*obésité*, la *gravelle*, le diagnostic est facile, car ces maladies sont les mêmes à tous les âges, elles ne diffèrent pas essentiellement chez l'enfant et chez l'adulte.

Doit-on attendre, pour reconnaître l'arthritisme et pour le traiter, ces grandes manifestations? Non, évidemment. Et dès lors, s'imposent la recherche et le classement des autres manifestations moins graves, moins expressives, relevant néanmoins de la même diathèse et comportant le même pronostic.

C'est le but que je poursuis : en d'autres termes, j'ai voulu réunir dans une esquisse, sommaire, mais large et aussi complète que possible, toutes les formes frustes, ébauchées, typiques, obscures ou méconnues de l'arthritisme infantile.

ASPECT

L'arthritisme infantile n'a pas un facies uniforme, une physionomie invariable. On peut distinguer au moins deux types : le type gras ou polysarcique, et le type maigre ou lymphatico-nerveux.

Le premier peut présenter deux variétés, suivant qu'il est associé à la pléthore ou à l'anémie ; chez certains enfants, les joues sont colorées, les muqueuses rouges; chez d'autres, il y a de la pâleur et des souffles vasculaires; la polysarcie, d'ailleurs, n'est pas forcément durable, elle peut disparaître avec l'âge.

Le second type est presque toujours accompagné d'anémie : pâleur de la peau et des muqueuses, bruit de diable dans les vaisseaux du cou, hypoglobulie (diminution des globules du sang).

Le développement corporel est généralement suffisant, parfois au-dessus de la moyenne.

L'enfant arthritique est intelligent, quoique parfois mal équilibré. C'est un dégénéré supérieur, plus ou moins nerveux, suivant que l'arthritisme a été plus ou moins croisé de névropathie.

LYMPHATISME ET ANÉMIE

On trouve souvent, dans la descendance des arthritiques, les attributs du tempérament lymphatique : peau blanche et fine, organes lymphoïdes engorgés et irritables, polyadénopathie [1]. Les enfants arthritiques sont souvent anémiques, et cela dès le berceau, malgré une hygiène alimentaire irréprochable. Dans quelques cas, on peut observer l'*anémie périodique*, revenant

1. Vulgairement ces grosseurs sont appelées glandes.

tous les ans et durant plusieurs semaines. Plus tard, aux approches de la puberté, la chlorose s'observe fréquemment chez les filles d'arthritiques. Cette chloronévrose guérit bien, mais elle peut être remplacée par la migraine ou par une autre manifestation de la même famille. Dans l'anémie arthritique des nourrissons, comme dans la chlorose, on observe des souffles vasculaires (bruits de diable) et, parfois aussi, un souffle à la base du cœur.

APPAREIL CIRCULATOIRE

L'appareil circulatoire est très souvent touché par l'arthritisme : troubles vaso-moteurs émotifs (alternatives de rougeur et pâleur, modifications du pouls, tachycardie, arythmie), palpitations de cœur. Certains enfants, surtout les obèses, ont des ralentissements du pouls (bradycardie). Tandis que les filles d'arthritiques deviennent facilement chlorotiques dans l'adolescence, les enfants du sexe masculin présentent, au même âge, l'éréthisme cardiaque et les troubles que l'on a décrits sous le nom d'*hypertrophie cardiaque de croissance*. Les troubles fonctionnels sont très accusés : palpitations, douleurs, céphalalgie, dyspnée, lipothymies, syncopes. Mais, en réalité, il n'y a pas de lésion notable. Les souffles, qu'on peut entendre à la base du cœur ou à la pointe, sont inorganiques ou extracardiaques; c'est un cœur irritable, sans lésion durable.

APPAREIL RESPIRATOIRE

Les enfants arthritiques s'enrhument facilement et présentent fréquemment le coryza spasmodique et le *hay-fever* (fièvre des foins), les saignements de nez périodiques et à répétition, la laryngite striduleuse et les spasmes de la glotte, les fluxions soudaines du côté des bronches, l'asthme, la congestion pulmonaire à l'occasion d'un refroidissement, d'une grippe, d'un rhumatisme, etc. Chez eux, toutes les muqueuses des voies respiratoires sont d'une sensibilité exquise et d'une irritabilité extraordinaire.

TUBE DIGESTIF

Les troubles digestifs ne sont pas moins fréquents que les troubles respiratoires. A noter le manque et les perversions de l'appétit, les poussées de gastrite catarrhale et de gastro-entérite, la tendance à la constipation, les accès intermittents de fièvre de digestion, l'entérite muco-membraneuse avec sable intestinal. A ajouter les poussées congestives du foie, l'ictère, les hémorroïdes dans quelques cas.

Mais le symptôme le plus frappant est le vomissement périodique ou cyclique, qui se répète à des intervalles plus ou moins éloignés, et se caractérise par une intolérance absolue de l'estomac durant trois, cinq, huit jours; la crise survient brutalement et se termine avec la même brusquerie.

ORGANES GÉNITO-URINAIRES

Il y a très souvent, chez les enfants arthritiques, des modifications physico-chimiques de l'urine : acidité forte, densité élevée, azoturie, excès d'acide urique. L'urine peut renfermer du sucre, mais surtout de l'albumine. Cette albuminurie est intermittente, variable, orthostatique (se produisant pendant la station debout). Elle est généralement faible et se chiffre par centigrammes. Dans quelques cas, elle monte à un ou plusieurs grammes par litre.

Certains enfants ont de la polyurie (abondance d'urine) et de la pollakiurie (fréquence de l'acte d'uriner), du spasme vésical, de la cystite, voire même de l'uréthrite uricémique. Beaucoup ont la lithiase rénale latente et on peut observer de véritables coliques néphrétiques. On doit signaler ensuite les calculs de la vessie, la pyélonéphrite, qui sont des complications des calculs du rein. Le rein mobile est relativement fréquent dans les familles arthritiques.

Chez les fillettes arthritiques, on rencontre parfois une vulvite tenace ou à répétition sans gonocoque. On observe, chez elles aussi, au moment de la puberté, des troubles menstruels, de la dysménorrhée douloureuse, des ménorragies, etc.

SYSTÈME NERVEUX

Les enfants de souche arthritique sont nerveux,

excitables, agités. Dès le berceau, ils sont remuants, criards, dorment mal, se pâment sans raison et sont susceptibles de tomber en convulsions. Plus tard, dans la seconde enfance, ils seront sujets aux terreurs nocturnes. La migraine est commune chez eux. Outre la migraine, ils présentent parfois des céphalées paroxystiques et intermittentes, survenant par crises plus ou moins éloignées et pouvant s'accompagner de neurasthénie.

TÉGUMENTS

La peau des enfants arthritiques est très irritable et les dermatoses sont fréquentes chez eux. On trouve d'abord l'hyperhydrose localisée ou généralisée, l'urticaire et les érythèmes urticariens, les œdèmes aigus de la face et des membres, le prurigo chronique et à répétition, la séborrhée et le pityriasis capitis, l'acné de la puberté, le psoriasis et surtout l'eczéma. L'eczéma des nourrissons arthritiques est tenace, récidivant, prurigineux, sec plus souvent que suintant, symétrique comme localisation. Il alterne parfois avec des crises asthmatiformes et peut céder la place à l'asthme vrai.

APPAREIL LOCOMOTEUR

En dehors du rhumatisme articulaire aigu franc, maladie infectieuse qui se rencontre à tous les âges, les enfants arthritiques peuvent présenter des manifestations articulaires subaiguës ou chroniques que je désigne sous le nom d'arthrites uricémiques. On peut observer des craquements articulaires, des raideurs et fausses ankyloses, des gonflements sans caractère inflammatoire (hydarthrose), des impotences fonctionnelles passagères (boiterie, torticolis), etc., qui sont sous la dépendance de la diathèse arthritique. On peut ajouter à ces arthrites des myalgies et ostéalgies (douleurs musculaires et osseuses) réunies sous le nom de rhumatisme vague, de douleurs de croissance, etc. Toutes ces manifestations pseudo-rhumatismales ou rhumatoïdes sont généralement apyrétiques. Elles se rapprochent plus de la goutte que du rhumatisme. D'ailleurs, la goutte franche peut se rencontrer chez ces enfants.

FIÈVRE ARTHRITIQUE

Certains enfants, de souche arthritique, sont atteints périodiquement d'accès fébriles rappelant la fièvre palustre. Les crises, qui peuvent durer cinq, huit, quinze jours sont caractérisées par une fièvre très vive, intermittente, quotidienne, avec abattement, pâleur, amaigrissement, état général inquiétant. La crise terminée, l'enfant se rétablit vite, mais pour retomber au bout de cinq à six mois. La quinine n'a aucune action sur cette fièvre, qui est une sorte de goutte larvée, de manifestation fébrile uricémique.

PATHOGÉNIE

Les troubles décrits plus haut sont d'origine dyscrasique, mais comment se produisent-ils ? On pourrait invoquer la dyspepsie, qui existe chez beaucoup de sujets. Mais les enfants arthritiques ne sont pas tous dyspeptiques et les accidents qu'ils présentent seraient inexplicables sans l'hérédité. *L'arthritisme héréditaire, transmissible des parents aux enfants, domine tous ces accidents et en fait des membres de la même famille.* Cette notion de l'arthritisme a été acceptée, proclamée par de nombreux médecins français et acceptée par quelques médecins étrangers. Nous avons dit dans l'*Hygiène des maladies de l'enfance*, ce qu'il fallait entendre par hérédité dont le domaine est souvent confondu avec la contagion ou l'acquisition morbide par des causes semblables.

Comme agent toxique, on a incriminé l'acide urique et les urates, puis les corps alloxuriques (xanthine, hypo et paraxanthine, etc.). Le dernier mot n'est pas dit sur cette question de chimie biologique. Mais il nous semble évident que les paroxysmes de la diathèse arthritique, que nous avons essayé de dégager, dérivent d'une véritable auto-intoxication, dont la formule est à trouver. D'ailleurs, les bons effets de l'hygiène thérapeutique plaident en faveur de cette doctrine.

PROPHYLAXIE ET TRAITEMENT

Revenir autant que possible à la vie champêtre, faire de l'enfant un rural, lui inspirer le goût des exercices physiques, de la vie au grand air, lui éviter la sédentarité, la suralimentation, le surmenage cérébral, c'est le mettre dans les meilleures conditions pour remonter le courant fâcheux où l'entraînent ses prédispositions héréditaires.

Tous les enfants ne peuvent pas vivre à la campagne ; on usera du moins intelligemment de la période des vacances pour rétablir l'équilibre nutritif troublé par la vie urbaine et la scolarité.

L'alimentation joue un rôle capital : allaitement naturel prolongé, sevrage graduel, pas de viande avant trois ans, pas de boissons alcooliques, grande sobriété. Ecarter les viandes froides, les mets faisandés, épicés, pratiquer le végétarisme, boire de l'eau, agir sur la peau par l'hydrothérapie, les frictions, les massages.

Contre la maladie déclarée, on luttera aussi par les alcalins, les antiseptiques intestinaux, les lithontriptiques. On conseillera les cures thermales alcalines, les eaux chlorurées sodiques chaudes et froides, suivant les cas, les arsenicales et sulfureuses, etc. Les paroxysmes aigus seront traités par le repos au lit et la diète.

Bref, c'est par une bonne hygiène thérapeutique

visant le fonctionnement régulier du tube digestif, de la peau, des muscles, des poumons, du cerveau, qu'on luttera avec le plus d'avantage contre l'arthritisme chez les enfants.

Chapitre VI

MALADIES ARTHRITIQUES DIVERSES

LITHIASE BILIAIRE. COLIQUES HÉPATIQUES. — GRAVELLE. COLIQUES NÉPHRÉTIQUES. — DIABÈTE. — NEURASTHÉNIE ARTHRITIQUE. — OBÉSITÉ.

Le foie et ses fonctions. — Le foie est la glande la plus volumineuse de l'économie humaine. Elle est située dans l'abdomen, à droite, dans l'hypocondre de ce côté. Elle pèse environ 2 kilogs. chez l'adulte et a une couleur rouge brun.

Son tissu est mou, moins cependant que celui du poumon. Il est composé d'éléments vasculaires (vaisseaux sanguins) et de cellules hépatiques propres et spéciales à cet organe.

On ne saurait trop insister sur l'importance de ce merveilleux organe. C'est le grand pondérateur de la vie profonde de l'être, c'est le grand alambic où viennent se distiller tous les poisons, toutes les toxines de l'économie. C'est grâce au foie que les alcooliques ou les buveurs peuvent éliminer le poison dont ils sont imprégnés ; aussi, quand cet organe est au-dessous de ses fonctions, ceux-ci deviennent-ils bientôt des malades, et des malades d'autant plus irrémédiablement atteints qu'il ont davantage malmené leur foie, c'est-à-dire bu d'alcool.

C'est aussi par le foie que passent tous les microbes que nous ingérons et qui sont véhiculés par notre sang. Que ce soient les microbes des maladies chroniques ou épidémiques, que ce soient les microbes de l'air, de l'eau ou de la terre, ils viennent se brûler là comme un papillon aux feux de la lampe.

Oui, le foie est le grand brûleur, le grand épurateur de l'économie humaine. C'est lui qui conserve la vitalité profonde de la cellule en la débarrassant des molécules empoisonnées.

Un exemple entre tous suffira pour montrer l'importance du foie à ce point de vue spécial. Tout le monde connaît les fièvres intermittentes, la malaria. Ce poison, venu de la terre, infecte notre économie d'une façon prodigieuse, et ses microbes arrivent en quantité telle, que le grand danger est précisément dans l'insuffisance du foie. Il ne suffit plus à brûler toutes les scories, et il est tellement surmené qu'il devient rapidement malade dans l'impaludisme. C'est donc surtout vers lui que doivent tendre nos efforts de guérison, car s'il devenait tout à fait insuffisant, c'est la mort rapide.

Les poisons végétaux ou autres (strychnine, arsenic, etc.) passent par le foie où les médecins légistes les recueillent le plus souvent après l'autopsie, et quand le médecin arrive à temps pour parer aux premiers effets du poison, il a encore, dans la suite, à surveiller le foie dont il doit activer les fonctions pour assurer l'élimination du poison.

Ce n'est pas tout encore. Le foie a deux autres fonctions non moins importantes :

1° Il sert à la formation du sucre.

2° Il sert à la sécrétion de la bile.

Le sucre formé par le foie, aux dépens des matières organiques, est brûlé en totalité par cet organe. Quand il y a du surplus de sucre, il passe dans les urines et donne lieu au diabète sucré dont nous avons parlé. Le foie des diabétiques étant malade, devient donc un brûleur insuffisant. C'est pour cela que les diabétiques font du pus fréquemment, qu'ils ont des maladies de peau, qu'ils ont des plaies incurables et des gangrènes fréquentes.

La bile est un liquide coloré qui sert à fluidifier les matières passées de l'estomac dans l'intestin (ces matières s'appellent le chyme) et à empêcher la putréfaction du chyme. Il est facile de remarquer que les matières incolores, telles dans les coliques hépatiques, sont beaucoup plus puantes que les matières colorées. Quand les fonctions biliaires se font mal, la bile passe dans le sang et colore les tissus en jaune (*ictère* ou *jaunisse*). C'est un des symptômes principaux de la *lithiase biliaire,* dont la forme suraiguë est la *colique hépatique.*

LITHIASE BILIAIRE. COLIQUE HÉPATIQUE

La *lithiase biliaire* est caractérisée par la formation de calculs dans la vésicule biliaire.

Tant que ces calculs restent cantonnés dans a vésicule les symptômes sont insignifiants ou nuls. Lorsqu'ils s'engagent et cheminent dans le conduit *hépatique* ou *cholédoque*, ils déterminent alors une poussée douloureuse, violente, intense, et c'est à cette poussée qu'on a donné le nom de *colique hépatique*.

Brutalement le malade est saisi par une douleur vive, lancinante, atroce qui fait fléchir les plus courageux. Cette douleur siège au creux de l'estomac et à l'hypocondre droit, elle s'irradie dans le dos et a fréquemment une répercussion au cou et à l'épaule.

Le patient se roule par terre ou dans son lit, il est courbé en deux et accuse une sensation horrible d'oppression et d'étouffement, il a des nausées, et vomit parfois abondamment et sans discontinuer. Les traits sont altérés, le facies pâle et convulsionné dépeint l'atrocité de la souffrance.

Ceci dure jusqu'à ce que le ou les calculs aient terminé leur marche ; quand ils tombent dans l'intestin, ou s'ils ont rétrocédé et sont revenus dans la vésicule, la douleur cesse aussi brusquement qu'elle est arrivée.

Un symptôme constant qui accompagne la colique hépatique, c'est l'*ictère* ou *jaunisse* plus ou moins accentué et qui indique que les sels colorants de bile ont pénétré dans le sang.

Dans les cas chroniques de *lithiase biliaire*, les

accidents et les malaises sont infiniment moins bruyants. Le malade accuse du côté du foie une douleur vague, obtuse, continue, les digestions sont lentes, difficiles, les matières fécales sont décolorées. Il y a de la constipation ordinairement.

On remarque de l'ictère chronique et permanent, et les malades se portent mal pendant des mois, des années même jusqu'à ce que les calculs aient disparu ou aient été évacués. Il peut arriver, si cette seconde hypothèse ne se produit pas, que les malades dépérissent progressivement et tombent dans un état cachectique avec hémorrhagie qui peut entraîner la mort.

GRAVELLE. — COLIQUES NÉPHRÉTIQUES

« Tu as la goutte et moi la gravelle ; nous avons épousé les deux sœurs », écrivait Erasme à un de ses amis goutteux.

C'est, comme la goutte, dit le Dr Monnet, une affection très relevée, socialement parlant ; elle fut la maladie de l'empereur Auguste, de Michel-Ange, de Calvin, de Montaigne, de Colbert, de Louvois, de Buffon, du chansonnier Désaugiers.

Elle est généralement peu douloureuse et ne s'accompagne que d'un peu de lumbago, à moins qu'elle ne provoque cette crise redoutable et douloureuse qui s'appelle la colique néphrétique.

Thompson, le chirurgien anglais qui soigna en dernier lieu Napoléon III, appelle pittoresquement la *gravelle* un orage d'acide urique. C'est, comme le dit Monin, un effort de la nature destiné à l'élimination des graviers du rein.

N'oublions pas surtout que la gravelle non traitée mène à la pierre, qui nécessite une opération douloureuse.

Quand elle ne veut pas se faire trop méchante, la gravelle se contente de provoquer des douleurs de rein, des brûlures pendant l'acte d'uriner avec sensation douloureuse dans le canal. Elle provoque le rejet de petits graviers qui se déposent au fond du vase et que l'on retrouve le matin.

La *colique néphrétique* — quelle que soit la nature urique, oxalique, phosphatique du calcul, débute par la douleur ou un besoin violent d'aller à la selle. La douleur siège au niveau des reins, s'irradie dans le trajet de l'urèthre, provoquant des exacerbations dans les bourses ou dans les parties externes des organes génitaux de la femme. La marche est impossible, le malade est couché sur le côté atteint, droit ou gauche, la face est anxieuse ; il y a des vomissements alimentaires. La pression ou la simple imposition des mains sur la région douloureuse est insupportable. L'urine est rare, rouge, épaisse, sanguinolente.

DIABÈTE

« Un diabétique qui se soigne a autant de chances

de vivre longtemps qu'un homme en bonne santé. » Cette vérité de Bouchardat a été confirmée par de nombreux exemples, et j'ai eu l'occasion de la constater souvent dans la clientèle.

Le diabète se manifeste, comme l'on sait, par la présence du sucre dans les urines, par suite du mauvais fonctionnement du foie, avec soif intense et urination considérable (2 à 15 litres par jour d'urine souvent très claire). Il détermine fréquemment une odeur spéciale de l'haleine et aussi provoque une constipation habituelle. Le diabète détermine encore des eczémas, de l'herpès.

La chute des dents est souvent sa conséquence et aussi la fétidité de l'haleine ; il est accompagné fréquemment d'oppression, de vertige, de douleurs sciatiques, de modifications du caractère, d'impuissance. Enfin il peut amener une cataracte dite diabétique.

Il existe trois formes de diabète : le diabète gras, le diabète maigre, le diabète nerveux ; celui-ci est le plus dangereux.

Dès que l'on s'apercevra des symptômes énoncés ci-dessus, on devra faire analyser ses urines et continuer de le faire tous les mois.

On a dit, fort justement, que *chaque diabétique avait sa façon de faire du diabète*. C'est exact ; il est el sujet, chez lequel le traitement le mieux compris n'amènera pas de modification durable, tandis que tel autre verra son sucre disparaître ou s'atténuer dans d'infimes proportions. S'il est une maladie où le régime a une importance capitale, c'est évidemment celle-ci. Le régime, ici, est au moins la grande moitié du traitement.

NEURASTHÉNIE ARTHRITIQUE

La neurasthénie est une affection nettement caractérisée par des troubles nerveux. En un livre, *Comment on se défend de la neurasthénie*, Foveau de Courmelles a longuement insisté sur les émotions répétées, les soucis, les chagrins, évoluant sur un terrain arthritique, et permettant la confusion de l'affection avec les maladies les plus diverses, dyspepsie, gastralgie, migraines... Les articulations sont faibles, fléchissantes, les malades incapables d'exercice, et par suite augmentant leur impotence. On a souvent, dans ces cas, franchement conseillé le repos au lit pendant des semaines. Les malades se désintéressent alors de tout, sont apathiques, inappétants, déprimés au physique et au moral.

La neurasthénie arthritique est une forme grave de la neurasthénie, et quand, chez un arthritique à manifestations plutôt chroniques qu'aiguës évoluent des signes nerveux bizarres, des changements et des sautes d'humeur, des tristesses sans causes, il faut toujours penser à la neurasthénie et, vu la gravité de l'avenir, ne pas attendre pour recourir aux soins éclairés du médecin de la famille.

OBÉSITÉ

Les obèses ne sont que des malades, des dégénérés où les globules blancs et les cellules adipeuses abondent. La scrofule chez les enfants blonds, lymphatiques, à peau fine, le tempérament sanguin chez les adolescents et les adultes constituent des prédispositions à l'obésité. C'est, dit Monnet, la joie des parents de montrer leurs rejetons roses et potelés. Leur enthousiasme sera moindre peut-être s'ils veulent lire ce passage profondément vrai de Brillat-Savarin :

« Quand je rencontre dans la société une petite demoiselle bien vive, bien rosée, au nez fripon, aux formes arrondies, aux pieds courts et grassouillets, tout le monde est ravi et la trouve charmante, tandis qu'instruit par l'expérience, je jette sur elle des regards postérieurs de dix ans, je vois les ravages que l'obésité aura faits sur ces charmes si frais, et je gémis sur des maux qui n'existent pas encore. »

L'hérédité est un des facteurs les plus importants de l'obésité ; causes d'obésité encore : la paresse, l'indolence, les professions sédentaires, les joyeuses ripailles. On prétend que les femmes ont plus de tendance que les hommes à devenir grasses ; cela tiendrait surtout à leur constitution et à leurs habitudes plus sédentaires.

Qu'est-ce donc qu'un obèse? Quand commence l'exagération de l'embonpoint? Il est admis qu'un homme est dans de bonnes conditions lorsqu'il pèse à peu près autant de kilogrammes qu'il mesure de centimètres au-dessus de un mètre. On admet généralement aussi qu'à taille égale, la femme peut peser un peu plus sans pour cela être trop grasse.

Il n'y a évidemment rien d'absolu dans cette mensuration ; mais ce peut être un bon critérium. Les physiologistes disent qu'à l'état de santé, la graisse doit constituer la vingtième partie du poids du corps. Or, parfois, elle en forme la moitié, ou même les quatre cinquièmes. On cite des cas où le tour de taille dépassait les hauteurs et on connaît des poids de quatre, six et même huit cent livres.

Certains enfants deviennent très vite étonnamment gras. Comme modèle du genre on cite souvent le cas d'une jeune Allemande qui pesait treize livres à sa naissance, quarante-deux à six mois et cent cinquante à quatre ans. A l'âge de six ans, elle portait sa mère. Elle fut réglée à neuf ans et pesait quatre cent cinquante livres à vingt ans. Elle mangeait beaucoup de laitage dans son enfance et avait plus tard une nourriture ordinaire.

Les littérateurs ont souvent été peu aimables pour les obèses. Shakespeare leur lançait cet anathème : « A ventre gras, maigre intelligence. » Certains législateurs de l'antiquité les ont écartés des fonctions publiques, comme peu pénétrants et peu actifs.

Comme toutes les opinions absolues, ceci est loin d'être exact. Les gens gras peuvent se venger grandement en rappelant à leurs détracteurs que Platon était très gras; il en était de même du grand Pompée, Louis le Gros, le duc de Mayenne, chef de la Ligue, ont été d'une corpulence remarquable. L'illustre historien Hume était d'un embonpoint exagéré. Il en fut de même de Mirabeau et plus récemment encore de Gambetta.

Toutefois, malgré ces exemples, il est certain que l'embonpoint prédispose à la mollesse, et, à part de fort honorables exceptions, l'intelligence devient plus paresseuse chez les obèses. L'esprit s'obscurcit à mesure que le corps s'épaissit. Si on ajoute à cela les déformations qui sont la résultante de l'obésité, on comprendra aisément combien les femmes redoutent cette désolante infirmité.

DEUXIÈME PARTIE

CAUSES ET ORIGINES DE L'ARTHRITISME

Chapitre VII.

LA VIE CELLULAIRE

LA CELLULE. — HÉRÉDITÉ ET MILIEU. — L'EXCITATION VITALE. — CAUSES PROFESSIONNELLES OU INFECTIEUSES DE L'ARTHRITISME. — IRRITATIONS ET MESURES. — SURMENAGES ORGANIQUES.

LA CELLULE

L'être vivant, le plus simple, est formé d'un amas de protoplasma élémentaire, avec une partie condensée ou noyau et une enveloppe. L'être complexe qu'est l'homme est formé, lui, d'un ensemble de ces amas, de ces cellules ; et pour comprendre la vie humaine comme la vie animale ou la vie végétale du reste, il faut voir comment se comporte la cellule. Nous suivrons ainsi une des quatre règles fondamentales posées par Descartes dans son admirable *Discours sur la méthode* qui est de : « Conduire par ordre ses pensées en commençant par les objets les plus simples pour monter peu à peu, comme par degrés, à la connaissance des plus composés. » Connaissons donc la cellule, sachons comment et pourquoi elle fonctionne, puis, dans un organisme formé par la réunion de cellules multiples, saisissons les relations qui existent entre chacune d'elles ou entre chaque « système » composé de cellules semblables, telle nous semble devoir être, dit le Dr L. Pascault, la marche à suivre quand on veut pénétrer le secret de la pathogénie des diathèses.

La *constitution de la cellule*, variable avec les espèces vivantes, nous entraînerait trop loin, mais les variations de son activité nutritive ou fonctionnelle et sa physiologie ont un grand intérêt. A ce sujet le Dr Pascault a publié dans la *Revue des maladies de la nutrition*, en 1903, des idées très remarquables, qu'il nous a autorisés à vulgariser. Les caractères morphologiques de la cellule, selon son rôle et sa position dans l'organisme, ont une signification particulière, lors même qu'on l'envisage uniquement au point de vue très général de sa faculté d'opérer des échanges avec le monde extérieur ; mais toutes nos cellules peuvent subir les effets de l'arthritisme. Une cellule musculaire, par exemple, ne diffère pas seulement d'une cellule nerveuse par sa propriété de contractilité, par sa façon spéciale de répondre aux excitations, elle s'en différencie également par une aptitude plus grande à s'assimiler les éléments utiles ou nocifs qui lui sont apportés par le sang. On peut dire, en thèse générale, que plus une cellule se perfectionne dans la fonction qui lui est dévolue, plus elle perd de ce que

Boy-Tessier appelle son pouvoir d'amorce, de cette faculté grâce à laquelle la matière vivante attire à elle les éléments du milieu ambiant pour les faire siens ou les employer au mieux de ses besoins : en un mot sa capacité nutritive s'affaiblit à mesure qu'elle se spécialise et que se développe sa capacité fonctionnelle. Il en résulte que, parmi les cellules d'un organisme, celles qui, par leur forme et leurs fonctions, s'éloignent le moins du protoplasma primitif (cellules conjonctives) conservent un pouvoir d'amorce considérable. Nous verrons plus tard quelles applications peuvent être faites de ces données au relâchement du tissu cellulaire si caractéristique chez l'arthritique, à la dilatation et à la stase cœcales, à l'inertie intestinale, aux ptoses ou chute des organes et à la sclérose ou durcissement des tissus.

Le *mode fonctionnel de la cellule* se rattache intimement à sa nutrition, car quelle que soit la manifestation extérieure, visible, de l'activité vitale, toujours cette manifestation est subordonnée à des phénomènes d'échange corrélatifs. Or, dans ces phénomènes il y a lieu de tenir compte, non seulement du rôle joué par la cellule elle-même, mais encore des influences qu'exerce sur elle le milieu dans lequel elle vit. Lorsque l'on met en cause la cellule seule, on arrrive à des vues théoriques sans grande utilité pratique ; on idéalise le mouvement nutritif en lui assignant une rapidité, une intensité et une perfection en rapport avec la vitalité cellulaire ; on le dit normal ou ralenti suivant que cette vitalité est intacte ou plus ou moins amoindrie... conception stérile, qui n'a d'autre avantage que de donner un nom à certaines modalités dynamiques de l'organisme vivant.

HÉRÉDITÉ ET MILIEU

La physiologie de la cellule doit être faite *en partant de son milieu* : c'est par lui qu'elle est forte ou faible, malade ou bien portante : c'est par lui qu'elle s'améliore ou se pervertit. Aussi est-ce en l'étudiant que nous aurons le plus de chances de déterminer *comment naît l'arthritisme* et de discerner quelle est la voie à suivre pour instituer la prophylaxie et le traitement de cette diathèse. En procédant ainsi, nous rencontrerons certainement des cas où, la cellule étant irrémédiablement compromise, toute lutte est impossible ; mais à côté de ces exceptions nous nous trouverons le plus souvent en face de troubles purement fonctionnels, pouvant s'atténuer ou disparaître si l'on en supprime à temps l'agent provocateur ; n'est-ce pas plus consolant que d'invoquer toujours une hérédité fatale contre laquelle nous n'avons aucun recours ?

L'hérédité arthritique, nous ne la contestons pas trop, ce serait nier l'évidence, mais nous disons que vraisemblablement elle consiste assez rarement en une lésion de la cellule, lui assignant un taux nutritif subnormal dont elle ne peut plus s'écarter ; nous disons que, quand l'arthritisme semble se transmettre de génération en génération, cet état diathésique persiste *parce que tous les membres d'une même famille sont soumis à des causes semblables qui le créent, l'entretiennent et à la longue le perpétuent.* Avec Glénard, nous soutenons qu'interpréter la genèse de la bradytrophie par l'hérédité n'explique rien, pour ce simple motif que, pour qu'une perversion nutritive devienne transmissible, il faut d'abord qu'elle ait été acquise par les ascendants du malade chez qui nous la constatons : raisonner ainsi, c'est reculer la question et non la résoudre, et la solution du problème réside, à notre avis, dans l'examen des conditions *de milieu* propres à modifier le fonctionnement de la cellule et à le faire dévier d'une façon durable.

Ces idées sur l'hérédité des Drs Pascault et Glénard sont également les nôtres et nous les défendons depuis longtemps : dans notre livre *L'Esprit scientifique contemporain* (bibliothèque Charpentier, 1898), au congrès féministe de 1900, et ailleurs, nous avons toujours attaqué le milieu, l'éducation, pour expliquer les tares physiques ou morales. Et si nous disons que quand on trouve chez un malade l'une quelconque de ces affections, on est presque assuré de rencontrer chez le malade lui-même, chez ses ascendants ou chez ses descendants, une ou plusieurs affections appartenant au même groupe, c'est plutôt pour constater que ces êtres ont vécu en d'identiques conditions que pour en prouver la parenté clinique. On démontre seulement qu'un individu atteint d'une de ces maladies est menacé, s'il reste en le même milieu, vivant dans les mêmes conditions défectueuses, de présenter un jour ou l'autre les atteintes d'une ou plusieurs affections appartenant au même groupe.

Prenons donc un exemple dans notre domaine : sur 100 cas de goutte, on trouve, a-t-on dit, chez les ascendants :

La Goutte	44 fois
L'Obésité	44 —
Le Rhumatisme	25 —
L'Asthme	19 —
La Diabète	12,5
La Gravelle	12,5
L'Eczéma	12,5
La Lithiase biliaire	6 —
Les Hémorroïdes	6 —
Les Névralgies	6 —

Et dans les antécédents personnels :

L'Obésité	31 fois
La Dyspepsie	31 —
La Gravelle	28 —
La Migraine	19 —
L'Eczéma	19 —
Les Névralgies	12 —
Le Rhumatisme musculaire (Lumbago)	9 —
L'Asthme	9 —
Le Rhumatisme articulaire chronique	6 —
Les Hémorragies	6 —
L'Urticaire	6 —

Le Diabète . . . . 3 —

Ces chiffres empruntés aux leçons du professeur Bouchard, sont assez éloquents par eux-mêmes pour démontrer les rapports cliniques qui existent entre ces maladies qui sont toutes des manifestations de la *diathèse arthritique*, de l'*arthritisme*.

Si on cherche à approfondir la nature de toutes ces affections, que la simple observation fait parentes l'une de l'autre, on voit qu'elles sont toutes dues au ralentissement des mutations nutritives, au ralentissement de la nutrition (Bouchard, Beneke).

Ce ralentissement des mutations nutritives détermine suivant les cas : l'obésité s'il y a lenteur de l'oxydation des graisses, le diabète s'il y a utilisation imparfaite du sucre, la lithiase biliaire s'il y a défaut de destruction de cholestérine, la goutte, la gravelle, le rhumatisme, si l'insuffisance de la nutrition porte sur les métamorphoses de la matière azotée, etc., etc. Mais rarement le ralentissement des actes nutritifs épargne un seul principe immédiat, de sorte qu'on a isolé toutes ces maladies que rattache l'une à l'autre une même pathogénie.

D'ailleurs, quand le ralentissement de la nutrition existe, qu'il entrave l'élaboration de tous les principes immédiats, ou même, qu'il vicie exclusivement les transformations des matières azotés, le résultat est le même ; c'est « l'augmentation de l'acide urique dans le sang et les humeurs, la diminution de leur alcalinité, la prédominance des acides, qui empêcheront la fixation du phosphate de chaux dans les éléments anatomiques ou qui enlèveront aux cellules la chaux et l'acide phosphorique. »

EXCITATION VITALE

Les conditions d'existence des cellules sont chimiques et physiques.

La cellule vivante considérée en elle-même et isolée, est inerte ou, pour mieux dire, manque de spontanéité : elle ne passe du repos à l'activité qu'à la condition d'y être sollicitée par une excitation venue de l'extérieur. Il est facile de s'en rendre compte en examinant sous le microscope, des êtres dont la structure est réduite à une cellule unique ou à une simple agglomération de protoplasma. Ils restent immobiles tant qu'un choc, une vibration lumineuse ou autre ne vient pas les sortir de leur torpeur ; au mouvement communiqué ils répondent alors par une manifestation vitale ayant pour objet de les adapter aux conditions nouvelles de leur milieu. C'est ce que l'on a traduit en disant que *la vie naît de l'excitation* ; comme nous le verrons dans un instant, *elle s'entretient aussi par elle*. — Chez les êtres simples, l'excitation s'épuise dans la cellule qui la reçoit ; chez les êtres complexes, elle se propage jusqu'aux appareils qui se sont spécialisés pour la recueillir, jusqu'aux centres nerveux, par l'intermédiaire desquels elle sera ensuite distribuée aux organes qui ont à faire acte fonctionnel. Cependant on connaît le mouvement browien de particules minérales en suspension et non excitées. D'autre part le radium renferme en lui-même son énergie; tous les corps sont d'ailleurs radio-actifs (G. Le Bon). Les métaux vivent (Bose) et beaucoup de nos données scientifiques sont à rectifier.

D'autre part, toute manifestation vitale se liant nécessairement à une usure de matériaux, il en résulte pour la cellule l'obligation de se séparer d'une façon incessante : c'est ce qu'elle fait au moyen des processus chimiques, qui s'effectuent dans son milieu à l'aide de l'oxygène et de l'eau et aux dépens des aliments.

De cette subordination des phénomènes chimiques aux excitations physiques, on doit conclure que l'intensité des échanges cellulaires est proportionnelle à celle des excitations, que par conséquent les échanges croissent en raison directe des excitations reçues[1], — en d'autres termes, qu'à côté du ralentissement nutritif représenté par l'arthritisme classique, une accélération nutritive est possible, tant que la cellule est saine, chez ceux qui abusent des excitations, — qu'à côté de l'*hypofonction*, il y a lieu d'admettre une autre modalité des fonctions vitales, l'*hyperfonction*.

1. Ceci n'est vrai que d'une façon générale, car, dans certaines conditions, les excitations provoquent un arrêt des échanges vitaux (inhibition). Ces phénomènes sont peut-être plus fréquents qu'on le pense dans les organismes très irritables, *où ils simulent l'atonie*, et où ils constituent un véritable mode de défense entravant le gaspillage de forces naturellement très précaires.

Cette hyperfonction n'est d'ailleurs pas purement hypothétique ; ce qui se passe chez les animaux surnourris nous en donne la démonstration tangible. Ici c'est l'aliment qui joue le rôle d'excitant. — Tout travail entraînant une consommation notable d'hydrocarbures, comportant par conséquent une élimination parallèle de l'acide carbonique, doit, théoriquement, modifier le quotient respiratoire (rapport de cet acide carbonique à l'oxygène dans l'air expiré); on le voit en effet s'élever pendant l'exercice musculaire chez un chien à jeûn ou en équilibre de nutrition. Mais si l'animal a été saturé de potentiel par une alimentation très abondante, le quotient respiratoire, dit Laulanié, ne subit aucune variation pendant le travail; l'excrétion d'acide carbonique n'augmente pas. Comment comprendre ce fait si l'on n'admet pas que les oxydations avaient déjà au repos leur valeur maxima? Cette accélération fonctionnelle est encore plus évidente et plus facile à constater avec les aliments azotés qu'avec les hydrocarbures; on les retrouve toujours en totalité dans les urines (loi de l'équilibre azoté), ce qui prouve qu'ils sont intégralement détruits, quelle qu'en soit la quantité absorbée. Il est d'ailleurs de connaissance vulgaire que tous les gros mangeurs n'engraissent pas, si certains d'entre eux échappent à l'obésité, c'est donc que leurs tissus ont une vitalité suffisante pour oxyder tous les matériaux qui leur sont offerts et lors même qu'ils sont en grand excès; or ils ne peuvent le faire qu'en exagérant leur fonctionnement normal, *en hyperfonctionnant.* L'observation des malades démontre que cette hyperfonction a précédé le stade de ralentissement, quand a eu lieu l'évolution de l'arthritisme.

CAUSES PROFESSIONNELLES OU INFECTIEUSES DE L'ARTHRITISME

Le milieu influe donc sur la cellule par ses excitations physiques et par ses éléments chimiques. Parmi ces derniers nous n'avons jusqu'à présent fait allusion qu'à ceux qu'on y rencontre normalement (oxygène, eau et aliment) ; mais il en est d'autres qui peuvent y être introduits accidentellement et qui deviennent des causes d'arthritisme. Signalons les *intoxications professionnelles* par maniement quotidien du plomb, du phosphore,... et les *intoxications médicamenteuses*, le *surmenage thérapeutique*, par l'absorption souvent inconsidérée d'agents toniques provoquée par la crédulité en une publicité intéressée et peut-être moins rare qu'on le pense, à une époque où tout le monde use inconsidérément de tant de calmants ou de soi-disant reconstituants, lesquels laissent trop souvent ensuite de la dépression, de l'affaiblissement.

A ces causes, en somme peu fréquentes, ajoutons, dit toujours le Dr Pascault, les *maladies infectieuses*, broncho-pneumonie, grippe, fièvre typhoïde, diphtérie, rougeole, scarlatine,... et à ce propos faisons une remarque. Il est peu d'entre nous qui n'aient été, au cours de leur existence, victimes d'une infection ; et cependant combien en sortent indemnes, ne conservant de cette atteinte qu'une immunité dont l'influence sur les mutations cellulaires est ou semble nulle. La raison en est-elle dans la nature ou la virulence du contage ? Doit-on croire, comme l'enseigne Glénard, que seules nous font arthritiques les infections qui produisent dans le foie, le grand perturbateur des éliminations, une perturbation suffisamment profonde ou durable ? Ou ne faut-il pas plutôt admettre, chez ceux qui se révèlent diathésiques à cette occasion, une *prédisposition* méconnue ?

Même observation pour l'arthritisme dont les débuts coïncident avec un incident de la vie sexuelle chez la femme. On a coutume d'incriminer la *puberté*, la formation de la féminité, l'apparition des époques et plus souvent encore la *ménopause* ou cessation de celles-ci ; la *grossesse* de son côté provoque assez fréquemment des troubles que l'on attribue à la bradytrophie en mettant cette aberration nutritive sur le compte de l'état actuel, comme si la puberté, la grossesse et la ménopause n'étaient pas choses essentiellement physiologiques. L'*accouchement* enfin mène parfois à l'arthritisme par des voies détournées, soit qu'il se complique d'accidents infectieux, soit qu'il détermine une véritable dislocation des viscères abdominaux, avec désordres retentissant sur le foie et par contre-coup sur l'ensemble de l'économie (Enteroptose primitive de Glénard, c'est-à-dire distension des ligaments supportant l'intestin et le laissant par suite peser sur les organes sous-jacents).

Pour n'oublier rien, disons encore que dans les anémies ou la chlorose, et dans certaines affections cardiaques ou pulmonaires apportant une entrave à l'hématose, à la vivification du sang, on conçoit théoriquement que par suite d'une *diminution de l'oxygène du sang*, les combustions puissent tomber au-dessous de l'ordinaire.

Puis faisons le dénombrement des arthritiques qui relèvent de ces causes diverses : nous arriverons à un chiffre relativement très faible, même en y comprenant ceux qui ne se sont acheminés vers la diathèse que grâce à une prédisposition préalable. En réalité, les intoxications professionnelles ou médicamenteuses, et les perturbations génitales ne rendent pas compte de la légion d'arthritiques, qui peuplent les grandes villes. — *A une maladie banale, il faut une cause banale*, — et cette cause banale ne peut se rencontrer que dans les conditions de milieu qui s'appliquent à tous ; nous avons nommé les excitations et l'alimentation (cette dernière agissant, non seulement par ses matériaux et son énergie chimiques, mais encore par excitation physique).

IRRITATIONS ET MESURES

Les irritations ou excitations, agents pathogéniques, ont un mode d'action spécial sur la matière organisée.

Leur caractère le plus saillant est de provoquer des effets absolument disproportionnés avec leur intensité propre. En effet, Matteucci, en calculant la quantité d'énergie électrique contenue dans un courant minimum capable de faire contracter un muscle, a constaté que le travail mécanique produit est 30 000 fois plus considérable que la force dépensée pour obtenir ce résultat. L'excitation, dit Laulanié dans ses *Éléments de physiologie*, est presque toujours un phénomène insignifiant, qui intervient seulement comme cause occasionnelle. « Elle procède à la façon de l'étincelle électrique qui met le feu aux poudres, du coup de ciseau qui rompt le fil tenant un poids suspendu. L'explosion qui suit l'étincelle, la chute du poids qui suit la rupture du fil suspenseur, sont la manifestation de forces jusque-là tenues en équilibre et mises en liberté par un incident extérieur insignifiant par lui-même. » De fait, ce sont les excitations les plus minimes qui ont sur l'entretien de la vie l'action la plus efficace et la plus décisive ; nous prenons à peine conscience de l'influence exercée sur nous par l'air et la lumière. Foveau de Courmelles a prouvé l'utilité de l'ozone de l'air et des rayons violets de la lumière. N'effectuons-nous pas normalement trente à quarante inspirations par minute, cela tout le temps, vingt-quatre heures par jour? Songe-t-on à l'influence de cet acte si répété? Et cependant il suffit d'en être privé ou qu'il soit pertubé pendant quelque temps pour que la maladie prenne pied en nous.

Un autre caractère essentiel de l'excitation chez les êtres complexes est de s'accroître à mesure qu'elle parcourt les conducteurs nerveux, de faire boule de neige en allant de la périphérie vers les centres récepteurs, et d'acquérir ainsi une intensité nullement en rapport avec sa force initiale. « Si, en effet, on porte successivement sur deux points d'un même nerf moteur une excitation identique, l'excitation du point le plus éloigné du muscle produit une contraction plus forte que celle du point le plus rapproché, et le maximum de contraction correspond au maximum d'éloignement » (Küss et Duval). Il y a propagation au loin, extension souvent insoupçonnée, de l'effet dû à une excitation minime.

Enfin ajoutons : 1° Qu'à partir d'un certain moment l'excitation croît beaucoup plus rapidement que n'augmente la force de l'excitant, et qu'il suffit parfois de doubler seulement la quantité d'un courant électrique pour avoir une excitation dix fois plus forte ; 2° Qu'un excitant qui, de prime abord, paraît insuffisant, provoque une réaction pour peu qu'on en répète l'application (Courtade).

Et nous conclurons que l'intensité des excitations est toute relative et qu'il n'est pas d'excitation, si faible soit-elle, qui ne puisse avoir sur l'organisme un retentissement dont nous sommes incapables de limiter la mesure et l'étendue. Les effets ne sont donc pas en rappport avec les causes apparentes, notre organisme agit souvent comme la chaîne multiplicatrice de la bicyclette, en amplifiant les impulsions morbides.

Cette impuissance de limiter l'excitation est encore plus évidente si l'on veut bien penser qu'il agit fréquemment, sans même que nous en soyons avertis par une sensation quelconque. En voici des exemples : 1° Qu'avant d'appliquer des pointes de feu, on insensibilise la peau, le sujet ne les sent pas, et pourtant leur utilité n'en est aucunement diminuée ; 2° L'individu soumis à l'excitation électrique par une des puissantes machines de haute fréquence que nous employons aujourd'hui ne perçoit aucune impression, et cependant la clinique nous montre qu'il se fait en lui de profondes réactions et que par ce procédé on peut engendrer un véritable surmenage (Foveau de Courmelles cité en *La Fatigue et l'entraînement physique*, du Dr Ph. Tissié, 1899). Ce sont là les *frontières de la maladie* si bien définies par le Dr J. Héricourt. La suprématie de l'excitation dans la dynamique des moteurs animés est réelle. Dès 1893, 1894, j'ai rapporté tout à la production ou à la transformation de l'électricité dans l'organisme ; *Revue de polytechnique médicale et l'hygiène à table* de même Guimbail suppose que nous nous assimilons les vibrations mécaniques, lumineuses, calorifiques ou électriques qui deviennent génératrices de nos forces vitales : hypothèse séduisante, mais qui manque de preuves et semble même très improbable, quand on compare la somme infime d'énergie contenue dans les excitations que nous recevons journellement sous ces formes diverses avec celle que nous développons dans le moindre travail. Il est certainement plus conforme à nos connaissances physiologiques d'admettre que la source principale, et peut-être unique, de notre énergie est dans les aliments. Dès lors les excitations extérieures ou intérieures n'interviennent plus, ainsi que nous le disions tout à l'heure, que comme cause occasionnelle suscitant en nous des manifestations vitales, qui d'une part nous mettent à même d'incorporer les aliments ingérés (phénomènes de digestion proprement dits et d'assimilation par la cellule), *mais d'autre part nous obligent à dépenser ceux que nous avions mis en réserve* (phénomènes de désassimilation cellulaire et d'oxydation), puisque, nous le répétons avec intention, toute manifestation d'activité se lie nécessairement à une usure de matériaux (Pascault).

Nous avons donc d'un côté un gain, de l'autre une perte. Or, avec ce que nous savons de l'extraordinaire disproportion existant entre la cause et les effets qu'elle produit, ne sommes-nous pas en droit de regarder toute excitation un peu forte comme capable de nous mettre en déficit? Apprenons donc à redouter les excitations, car entre celles qui font vivre et celles qui dépriment, il n'y a qu'un degré ; faibles, *elles créent la vie et l'entretiennent*; fortes, *elles l'abrègent*, car, tout en nous donnant pour un instant l'illusion de la force (hyperfonction), elles nous fatiguent et nous usent.

SURMENAGES ARTHRITIQUES

Chez les êtres simples du bas de l'échelle zoologique, uni ou pauci-cellulaires, l'excitation s'épuise sur place, car leurs cellules se suffisent à elles-mêmes, pourvu qu'elles rencontrent dans leur milieu les éléments propres à leur nutrition. Il n'en est plus de même quand la structure de l'animal devient plus compliquée : les échanges ne pouvant plus désormais se faire directement avec le milieu ambiant, ses cellules doivent se différencier pour se consacrer à des usages spéciaux, et des fonctions nouvelles apparaissent (circulation, digestion...). Ces fonctions devant toutes concourir à un but unique, la conservation de l'individu, une direction des actes vitaux est bientôt indispensable pour maintenir entre elles l'harmonie : alors le système nerveux se dessine et progressivement acquiert la complexité et la délicatesse qu'il a chez les vertébrés supérieurs. Cet appareil a donc, lui aussi, une fonction bien définie : il enregistre et centralise les excitations variées nées du monde extérieur et de l'exercice même des divers organes ou tissus, puis les répartit dans les points de l'économie où elles trouveront leur emploi.

Chez l'homme, le mode d'activité des centres nerveux va plus loin encore, par un processus dont nous ignorons le mécanisme interne, le cerveau « prend connaissance » de certaines excitations, en forme des idées plus ou moins précises *qui, dans la suite deviendront des motifs d'action.* De sorte que, indépendamment d'appareils purement récepteurs et transmetteurs des excitations périphériques (ganglions du sympathique et moelle), nous avons un organe (le cerveau) qui sent, mais aussi qui pense et qui veut, et est de ce fait, à son tour producteur d'excitations, de mouvements, de forces, d'actes.

Ces relations de tous les instants entre les excitations et les centres nerveux nous donnent à supposer que ces derniers doivent jouer dans l'arthritisme un rôle prépondérant. On a décrit, en effet, un diabète nerveux, une goutte nerveuse... ; Lancereaux a localisé dans le système nerveux l'origine de son herpétisme, l'attribuant à des troubles vaso-moteurs ou trophiques; enfin à tout propos on invoque le surmenage physique, intellectuel et moral.

Analysons les faits de plus près. Il est incontestable que certains accidents arthritiques reconnaissent pour cause un désordre primitif de l'innervation : nous ne les discuterons pas, faisant seulement remarquer que la plupart de ces cas se voient chez des héréditaires, ou la perversion nutritive a mis plusieurs générations à se constituer : au total, ce sont des exceptions. Nombre d'arthritiques sont ce que l'on appelle communément des nerveux, mais ce ne sont pas des névropathes; il ne suffit pas, en effet, de constater chez un individu une émotivité exagérée, pour conclure immédiatement à une névrose originelle. La cause de cette émotivité peut être exagérée, et peut être ailleurs que dans le système nerveux, lequel ne fait alors que réagir à sa façon, soit contre une excitation permanente dont nous connaissons l'origine, soit contre une auto-intoxication ignorée : la recherche attentive des réflexes digestifs et des fermentations anormales de l'estomac et surtout de l'intestin nous donnerait probablement la clef de beaucoup de ces pseudo-névropathies, si, comme le veut Glénard, nous explorions l'abdomen méthodiquement et systématiquement chez tous ces malades.

Quant aux surmenages, *ils font plus de neurasthéniques que d'arthritiques*. Le terme de neurasthénie, que nous aurons souvent à employer, pouvant prêter à confusion, il est bon d'en préciser le sens une fois pour toutes. Par là, nous entendons seulement l'épuisement nerveux, sans y faire entrer les états dépressifs que fréquemment on rencontre chez l'arthritique : cette fausse neurasthénie n'a de la vraie que les apparences symptomatiques, mais elle en diffère essentiellement par sa pathogénie. Entretenue par une intoxication du système nerveux en rapport avec l'acidité ou l'adultération du sang par des produits mal brûlés, elle a la même origine que l'arthritisme et est justiciable du même traitement. Ce serait de la neurosthénie (Moutier).

L'arthritisme, dis-je, n'est généralement pas l'œuvre des surmenages. Parlons d'abord du *surmenage physique*. A la suite d'un travail forcé, la saturation des humeurs par des dérivés de combustion hâtive qui n'ont pas eu le temps de s'éliminer peut provoquer des symptômes analogues à ceux de l'arthritisme constitutionnel : la fatigue nerveuse a sa part dans cette perturbation des échanges, et si les efforts musculaires, au lieu d'être automatiques, exigent pendant un certain temps le concours actif du cerveau (organe de volition), la neurasthénie vraie fait son apparition : sinon le repos, les purgatifs et une bonne alimentation aidée de quelques toniques, ramènent promptement l'équilibre dans l'organisme. Ici l'arthritisme est accidentel, transitoire, et n'a aucun caractère diathésique ; il se peut cependant qu'un surmenage physique continu et longtemps prolongé aboutisse à un ralentissement définitif, mais n'est-il pas singulier de le voir si exceptionnel chez certains de ceux qui y sont le plus exposés par leur manière de vivre, chez le marin et le travailleur des champs, par exemple ? S'il est l'apanage de l'ouvrier des grandes villes, c'est donc qu'à cette cause s'en ajoute une autre, l'alcool (?) ou l'alimentation défectueuse.

Pour le *surmenage intellectuel*, les symptômes qui le caractérisent appartiennent également les uns à l'arthritisme, les autres à la neurasthénie, généralement avec prédominance de ces derniers. Dans ces circonstances, il importe, pour faire un diagnostic pathogénique, de ne pas oublier que si les échanges qui s'effectuent dans l'ensemble de l'organisme influent sur la nutrition des centres nerveux, ceux-ci de leur côté règlent le taux des oxydations ; en d'autres termes, que s'il existe une neurasthénie par arthritisme (qui est la neurosthénie), les symptômes arthritiques peuvent avoir un point de départ neurasthénique. Dans le surmenage intellectuel, où la lassitude nerveuse est évidemment la note dominante et le *primum movens*, l'arthritisme n'est donc qu'un syndrôme surajouté et secondaire, — à moins donc qu'ici encore il n'ait été créé parallèlement ou antérieurement à la neurasthénie, par une alimentation disproportionnée avec les dépenses physiques. C'est, en effet, ce que l'on constate le plus souvent, le surmenage intellectuel ne se rencontrant guère que dans les classes aisées, qui se nourrissent trop bien, tout en menant une existence sédentaire aggravée par le séjour dans un air confiné ou vicié.

La même remarque s'applique au *surmenage moral* par les chagrins ou par les soucis professionnels.

En somme, partout où intervient le cerveau en tant qu'organe qui sent et qui souffre, ou qui s'épuise soit à vouloir, soit à penser, la neurasthénie marque son empreinte et constitue une indication thérapeutique de *première ligne*, qui peut se résumer en deux mots : calmer le système nerveux d'abord, le tonifier ensuite. Lorsque l'arthritisme vient compliquer la situation, il est parfois la conséquence du surmenage cérébral, mais relève plus habituellement d'autres causes coexistantes, exigeant de leur côté un traitement spécial et une hygiène appropriée. Parmi ces causes, celle qui est certes de toutes la plus banale, c'est l'alimentation.

Chapitre VIII

ROLE DES ALIMENTS DANS L'ORGANISME

ROLE DES ALIMENTS DANS L'ORGANISME. — PRODUCTION DE CHALEUR, D'ÉLECTRICITÉ ET D'ÉNERGIE DANS L'ORGANISME. — TRANSFORMATION DES ALIMENTS. — RELATION ENTRE LA FORCE DE L'INDIVIDU ET LA TENSION ABDOMINALE. — VALEUR DE L'ALIMENT — DIGESTION. — LA VIANDE ET SON ROLE ARTHRITIQUE.

LES ALIMENTS SONT DES EXCITANTS

L'activité nutritive et fonctionnelle de nos cellules est surbordonnée aux excitations physiques qu'elles reçoivent et cette activité peut s'orienter tout aussi bienvers l'hyperfonction que vers l'hypofonction ou arthritisme des auteurs, l'exagération comme le ralentissement. Le Dr Pascault a surtout fait ressortir, nous l'avons vu, — dans l'excellente *Revue des Maladies de la Nutrition* de M. E. Gautrelet, où nous allons puiser encore — que les erreurs d'alimentation expliquent, mieux qu'aucune des causes diverses, l'extrême fréquence de cette perturbation de la nutrition.

En plus des excitations dues aux surmenages physique, intellectuel et moral, il ne faut pas négliger celles qui nous viennent directement du milieu ambiant. *Les variations thermiques et électriques de l'atmosphère*, impressionnant d'une façon à peu près égale tous les hommes en parfait équilibre de santé, ne semblent jouer qu'un rôle secondaire dans la genèse de l'arthritisme. De leur côté, *l'air et la lumière* ont sur la vitalité cellulaire une influence qui n'apparaît nettement que chez ceux qui en sont privés : leur nutrition évolue dans le sens de la scrofule ou de la tuberculose, et non dans celui de la bradytrophie, de là des lupus, des manifestations cutanées, mais non de l'arthritisme; cependant l'humidité ou la grande chaleur, dans nos régions tempérées, amènent souvent des manifestations articulaires.

Notons, dit le Dr Pascault, qu'en nous exprimant ainsi nous n'entendons pas dire que l'air et la lumière sont sans action sur l'organisme, nous voulons seulement faire remarquer que si, dans un même pays et dans le nôtre en particulier, certains sujets versent dans l'arthritisme, tandis que les autres restent indemnes, c'est que, en dehors des *conditions climatériques*, il en est une qui leur est spéciale et qui imprime à leurs échanges une modalité différente. Cette autre condition, c'est l'alimentation : le fait est de toute évidence quand on compare les maladies des citadins à celles des paysans dans une même région. Si l'air est plus vif et la lumière plus intense dans les campagnes que dans les villes, le fond du climat est en somme identique; et cependant ceux-ci meurent de vieillesse ou de maladies aiguës, tandis que ceux-là sont victimes des innombrables affections chroniques qui se greffent sur un terrain affaibli par l'arthritisme ou la neurasthénie. La différence tend, il est vrai, à s'effacer aujourd'hui ; mais n'est-ce pas depuis le jour où le paysan a emprunté à la civilisation ses mœurs et son genre de nourriture ? Je ne puis être aussi absolu que mon savant confrère qui me semble ne pas assez tenir compte justement de cet air et de cette lumière à action si puissante, parce que répétées d'incessante façon sur l'organisme. Pour l'ozone de l'air par exemple, n'y a-t-il pas, par jour, des milliers d'inspirations, le faisant pénétrer dans les poumons, lui faisant comburer mieux ses aliments, voire l'alcool qu'il peut ingérer. Je ne veux pas dire que cet alcool ne sera pas nocif, mais il le sera assurément moins que dans les villes, dans les ateliers où l'air s'en sature et se respire sans renouvellement.

L'arthritisme peut donc consister en une fatigue de la cellule vivante, en une usure, et sa cause essentielle, dans la plupart des cas, réside donc dans l'alimentation, ou, pour préciser, dans l'excitation par les aliments : l'arthritisme dérive du surmenage alimentaire, tout comme la neurasthénie découle du surmenage nerveux. On mange trop, c'est évident.

Les aliments en effet sont excitants : ils le sont peu ou prou, *mais ils le sont tous.* Cette affirmation catégorique ne sera peut-être pas sans provoquer quelque étonnement au premier abord. Ceci tient à ce que l'on s'entend mal sur le sens du mot « excitation ». On en fait le synonyme d'exaltation ; par exemple, on dit communément que l'alcool donne de l'excitation. Ce terme on ne l'applique pas au pain ; et cependant le pain fait naître en nous une sensation de force qui résulte, elle aussi, d'une excitation atténuée des centres nerveux. C'est une question de degré : comme l'alcool, le pain est un excitant. Après un bon repas pris même sans boire, certains individus présentent une véritable excitation, une volubilité anormale.

Il est une autre raison qui contribue encore à nous tromper : c'est que l'excitation alimentaire n'est pas toujours suivie d'effets positifs, elle en produit parfois de négatifs. Le lait, bien loin de stimuler l'adulte qui s'en nourrit exclusivement, l'affaiblit quand il en fait un usage prolongé : son excitation semble chez lui se limiter au tube digestif, où d'ailleurs elle est très faible. Mais s'il en est ainsi, c'est parce que le lait est, de par sa destination finale, non un générateur d'énergie, mais plutôt un aliment de croissance ou de réparation propre à créer des réserves dans un organisme qui grandit ou a besoin de se refaire. Toute excitation forte irait à l'encontre de ce but : c'est pourquoi l'excitation par le lait est (et doit être) minime et susceptible de faire vibrer seulement le système nerveux très sensible de l'enfant ou très irritable du malade et du convalescent.

Les aliments sont donc tous excitants et, à elle seule, cette propriété nous donnera une notion juste de l'importance qui revient à chacun d'eux dans la pathogénie de l'arthritisme. Leur composition chimique n'est pourtant pas complètement indifférente, et c'est en se basant sur elle qu'on a déterminé la quantité d'aliments nécessaire à l'homme adulte, autrement dit la *Ration d'entretien.*

PRODUCTION DE CHALEUR, D'ÉLECTRICITÉ ET D'ÉNERGIE DANS L'ORGANISME

Dans l'action physiologique d'un aliment, il importe d'envisager deux choses : 1° sa teneur ternaire, s'il est hydrate de carbone, carbone, hydrogène et oxygène ; s'il est quaternaire, il y a adjonction d'azote : ces principes chimiques tiennent l'organisme en bon état, en lui fournissant tant des matériaux de constitution (albumine) que des matériaux de combustion (sucre), qui, à la suite des processus de dédoublement et d'oxydation s'effectuant dans nos tissus, deviendront des producteurs de chaleur ou de force. C'est ce qui constitue sa *valeur nutritive ou alimentaire*, qui, appréciée suivant ses effets visibles, pourrait aussi s'appeler soit *valeur calorifique*, soit *valeur énergétique* selon qu'il donne de la chaleur ou de la force ; 2° son action indirecte sur le métabolisme cellulaire, sur l'utilisation des éléments calorifiques ou énergétiques par le protoplasme vivant, laquelle résulte des excitations variées que provoque l'aliment dans les centres nerveux, avant même qu'il soit introduit dans les voies digestives et jusqu'au moment où il est expulsé par les émonctoires. Cette action qui, chez les êtres complexes, repose presque uniquement sur la mise en jeu des réflexes, est corrélative de sa *puissance d'excita-*

tion, — tout au moins dans une certaine mesure, car, en même temps que de l'intensité de l'excitation, il faut tenir le plus grand compte, comme nous le verrons par la suite, des dispositions où se trouvent les organes et le sujet qui la reçoit.

Valeur alimentaire et puissance d'excitation n'ont entre elles aucun rapport : bien au contraire, car, en thèse générale, on peut dire que *plus un aliment excite, moins il nourrit*, et inversement. Prenons comme point de comparaison les deux termes extrêmes, la viande et la graisse. Il est indiscutable que la viande donne plus de ton, plus d'entrain, plus de force factice que la graisse, et cependant elle nourrit moins, elle engendre moins de chaleur ou d'énergie, puisque par sa combustion elle ne dégage que trois calories au lieu de six en équivalents glycosiques (valeur énergétique), cinq calories au lieu de neuf en équivalents thermiques (valeur calorifique). L'écart serait encore bien plus considérable si, en regard de la graisse, nous mettions, soit l'alcool, soit le café, le thé ou tout autre aliment à tort dit d'épargne.

Ceci étant admis, examinons l'aliment en tant qu'agent d'excitation et abstraction faite de sa valeur nutritive : suivons-le dans les étapes qu'il parcourt successivement avant d'être restitué au monde extérieur d'où il a été tiré.

1° Par sa vue d'abord, l'aliment inspire un désir plus ou moins conscient, éveille en nous le souvenir de sensations gustatives antérieurement perçues et met ainsi en branle les réflexes d'origine cérébrale, qui aboutissent à l'estomac pour y faire sourdre une secrétion fort active : c'est la *sécrétion psychique* ou *suc d'appétit* de Pawlow, analogue à « l'eau à la bouche » que vous met l'idée d'un aliment préféré.

Puis il arrive dans l'estomac, passe ensuite dans l'intestin et là, par simple contact avec la muqueuse de ces organes, y détermine une excitation locale, qui est le point de départ de leurs réflexes secrétoires et musculaires : d'où une nouvelle *sécrétion dite chimique*. Pawlow l'a qualifiée ainsi, parce qu'elle ne s'établit qu'avec les aliments renfermant des principes chimiques de nature à impressionner les terminaisons sensitives des nerfs viscéraux. Cette seconde secrétion se différencie nettement de la première, car, outre qu'elle présente des caractères spéciaux dans l'instant de son apparition, sa durée et sa composition, Pawlow l'a vue se faire lorsque l'aliment (de la viande dans l'espèce) est déposé dans l'estomac d'un chien directement et à son insu.

Notons enfin qu'à la secrétion psychique, le Dr Chigin a encore donné le nom de *suc d'amorce*, parce qu'elle permet aux aliments dépourvus de puissance excito-chimique de commencer leur digestion et, par cet artifice, fait naître en eux des éléments propres à provoquer la sécrétion chimique.

Telle est la première intervention du système nerveux, intervention qui suppose une excitation périphérique ou centrale, excitation qui est donc la condition nécessaire de la digestion des aliments, qui sans elle resteraient à l'état de corps étrangers et ne nous seraient d'aucun profit.

2° Ainsi rendu absorbable, l'aliment pénètre dans le système circulatoire ou les lymphatiques ; dans la plupart des cas, il se met momentanément en réserve, puis tôt ou tard est détruit par désassimilation (albumine) ou par oxydation (graisse et sucre). Il y a alors transformation de son énergie chimique en énergie calorifique ou mécanique, qui sur le champ se dépense sous forme de chaleur ou de mouvement, et en énergie électrique s'emmagasinant sans doute dans les centres nerveux. J'ai démontré en 1893, l'existence de l'énergie d'origine alimentaire pendant la digestion elle-même, buccale et stomacale. De ces métamorphoses résultent de nouveau des excitations. Nous en donnerons pour preuve ce qui se passe dans le travail physique : tout le monde sait que la marche et la course, lors même qu'elles sont automatiques, surexcitent au point qu'en masquant la fatigue elles nous conduisent au surmenage.

TRANSFORMATION DES ALIMENTS

On peut objecter que l'aliment n'a rien à voir dans ces excitations, qui sont sous la dépendance des contractions musculaires ; on peut en effet se croire libre de les modérer à volonté en se condamnant à l'immobilité. En réalité, en agissant ainsi, on ne les supprime pas complètement, car chez l'individu au repos, le foie dégage thermiquement au moins une partie du potentiel alimentaire non consommé par les muscles (R. Dubois et J. Lefèvre). Il est impossible en effet de s'expliquer autrement comment certains gros mangeurs n'engraissent pas, tout en menant une vie sédentaire, et nous avons fait observer au début de cette étude que l'hyperfonction cellulaire est chez l'homme en possession d'une activité normale, une conséquence forcée de l'ingestion d'un excédent d'aliments. La destruction des dérivés alimentaires n'est donc pas facultative et nous devons subir les excitations qui en sont le corollaire obligé.

D'ailleurs, nous n'avons jusqu'ic ifait allusion qu'aux aliments n'ayant qu'une puissance d'excitation indirecte et relativement peu marquée, mais il est d'autres substances qui, par elles-mêmes et sans métamorphoses préalables, stimulent très énergiquement les centres cérébro-médullaires, dès qu'elles sont entrées dans le torrent circulatoire : nous voulons parler des matières extractives de la viande, de l'alcool, du café et autres boissons similaires.

Comment agissent les produits de désintégration des divers aliments, les résultats de leur transformation dans l'organisme ?

Quand ceux-ci parviennent à leur degré ultime de désorganisation (urée, eau, acide carbonique), ils ont pour propriété de stimuler les organes par lesquels ils doivent être rejetés au dehors : l'urée et l'eau sont diurétiques, l'acide carbonique augmente la fréquence et l'amplitude des mouvements respiratoires.

Lorsqu'au contraire ils s'arrêtent à un stade intermédiaire, leurs effets sont tous différents suivant les circonstances. Les *hydrates de carbone,* sucres, féculents, graisses donnent naissance à des acides acétique, lactique, oxalique, voire de l'alcool, a démontré M. Duclaux, qui, à faible dose, exaltent l'activité de tous les tissus, mais qui, à dose forte, la diminuent en ralentissant leurs échanges et leurs oxydations ; ils déterminent ainsi une sensation de fatigue permanente, particulièrement intense chez les oxalémiques. Les *azotés* ont une part aussi dans la formation de ces acides à action dépressive, mais elle est contrebalancée par une production parallèle d'acide urique et de leucomaïnes xanthiques, ayant avec la caféine et la théobromine une étroite parenté chimique et physiologique ; parenté chimique, car ils ne s'en distinguent que par quelques atomes de carbone, d'hydrogène ou d'oxygène ; parenté physiologique, car, de même que ces alcaloïdes, ce sont de puissants stimulants de l'appareil circulatoire (cœur et vaisseaux) et des centres nerveux ; Huchard les rend, avec juste raison, responsables de l'hypertension artérielle et de la dyspnée toxi-alimentaire, et quand ils sont insuffisamment éliminés, ils deviennent franchement convulsivants.

En résumé, *tous les aliments sont à des degrés différents des agents d'excitation locale*, par simple contact avec les muqueuses digestives ; *tous sont à des degrés différents des agents d'excitation générale*, soit par eux-mêmes, soit par les produits issus de leurs transformations dans l'organisme. Exception doit être faite pour les dérivés acides ternaires lorsqu'ils sont en excès ; par contre, les dérivés imparfaits de structure quaternaire possèdent au plus haut point cette puissance d'excitation générale.

Ces notions arides ont leur intérêt ; elles devaient être développées avec ampleur, car on a trop coutume de ne voir dans l'aliment qu'une substance qui nourrit, sans se douter qu'elle excite, — et cependant la clef de la pathogénie de l'arthritisme, diathèse de fatigue fonctionnelle, est là ; nous le démontrerons dans quelques instants. Mais auparavant il nous faut exposer brièvement une théorie dont par la suite nous aurons souvent à faire l'application.

Cette théorie, dit encore le Dr Pascault, pourrait se résumer en l'aphorisme : « On est fort par le ventre », que je déduis des travaux de Sigaud et de Vincent. Glénard, avant ces auteurs, était arrivé à des conclusions inverses, mais qui répondent à cette même idée fondamentale, que *la tension abdominale donne la mesure de la vigueur d'un individu* ; avec une tension abdominale forte (ou, plus exactement, moyenne et constante) on se sent fort ; avec une tension abdominale faible (comme elle l'est chez les ptosiques de Glénard) on se sent faible.

RELATION ENTRE LA FORCE DE L'INDIVIDU ET LA TENSION ABDOMINALE

Des gens à ventre mou, c'est-à-dire à tension abdominale faible, sont cependant parfois doués d'une résistance notable : c'est ce qui a fait dire, avec une certaine nuance d'exagération, à Cabanis que les grandes énergies sont dans les corps grêles ; on en rencontre surtout des exemples parmi les femmes de tempérament nerveux. Il en est d'autres, par contre, qui, avec un ventre élastique et ferme, sont sans ressort ou plutôt sont sujets à de véritables crises paroxystiques de fatigue, d'impuissance physique et cérébrale : habituellement alertes, ils sont de temps à autre envahis par une immense lassitude les rendant impropres à tout travail ; ceux-là sont généralement des arthritiques, des pseudo-neurasthéniques, chez qui ces phases de dépression correspondent, soit (quand elles sont longues et se prolongent plusieurs jours) à un redoublement d'auto-intoxication avec surcharge de produits acides et congestion du foie, soit (quand elles sont brèves et ne durent que le temps d'une digestion) à un fonctionnement irrégulier des viscères digestifs.

Quoi qu'il en soit, on peut admettre qu'il existe une relation à peu près constante entre la force d'un individu et l'état de sa tension abdominale. La chose est d'ailleurs logique, car la tension abdominale est elle-même le reflet des réactions du tube digestif au contact des aliments, et par conséquent nous renseigne assez exactement, tant sur la façon dont ces aliments sont digérés et absorbés, que sur *la quantité de principes énergétiques livrés par les opérations digestives à nos oxydations;* c'est à dire sur la force vitale donnée aux muscles et aux poumons. Lorsque l'estomac accepte l'aliment qui lui est offert, le sang afflue dans ses vaisseaux, ses glandes secrètent avec activité, ses muscles se contractent énergiquement, et de tout ce travail (dont on conçoit difficilement l'incroyable intensité) résulte une élévation de la température des gaz que normalement il renferme, avec comme corollaire une augmentation de la tension abdominale, car ce que je dis de l'estomac s'applique également à l'intestin grêle et au gros intestin en sa partie du côlon qui suivent. Supposons au contraire, que l'aliment ne lui convienne pas, ses réactions sont nulles ou se font par saccades, et la tension du ventre fléchit ou subit toutes ces fluctuations de la digestion.

En attribuant à ce que les aliments sont bien digérés la vigueur du sujet à forte tension abdominale, j'ai fait à l'opinion courante (on se nourrit, non de ce que l'on ingère, mais de ce que l'on digère) une concession dont je voudrais restreindre la portée. A mon avis, la vraie raison de cette vigueur n'est pas seulement là, n'est pas surtout là : elle est principalement dans ce que *tout ce qui augmente le tonus digestif relève parallèlement le tonus nerveux.* Qu'il s'agisse d'un aliment ou d'un médicament, si la stimulation locale par lui produite remplit certaines conditions, on ressent immédiatement et pendant tout le temps qu'elle dure, un bien-être général, résultant de la répercussion des impressions digestives sur les centres nerveux. Le contact de l'aliment avec les organes digestifs n'est même pas nécessaire, leur entrée en activité suffit : tout le monde en effet a pu remarquer que si, très fatigué, on s'assied à une table bien servie, couverte de mets appétissants, le sentiment de réconfort se manifeste pour ainsi dire dès les premières bouchées et en tout cas bien avant que les aliments soient digérés et passés dans la circulation. La contre-partie de cette expérience n'est pas moins instructive ; le repas s'achève, les forces sont revenues dans leur plénitude, mais cinq ou six heures après (plus tôt si les aliments sont de digestion rapide), elles tendent à faiblir et, quand les réactions gastro-intestinales sont définitivement éteintes, toutes ces belles apparences s'évanouissent ; ils sont rares ceux qui sont capables de marcher le ventre vide... ; et cependant, en ce moment d'anéantissement où tout en nous crie famine, nous sommes bien loin d'avoir épuisé les réserves de matériaux et d'énergie qui se sont amassées dans le foie, les muscles et le tissu cellulaire.

VALEUR DE L'ALIMENT

Lorsque l'on envisage l'aliment au point de vue du

dégagement de force qui suivra son ingestion, sa valeur nutritive passe au second plan : *il vaut surtout par sa puissance d'excitation*. Par sa valeur nutritive il nous apporte une quantité variable d'éléments susceptibles de produire de la chaleur ou du mouvement, mais c'est seulement par sa puissance d'excitation que l'organisme est incité à libérer l'énergie contenue dans les principes immédiats qu'il s'incorpore au cours de la digestion ou dans ceux qu'il a antérieurement fait siens.

De ces considérations, nous devons déduire aussi que le travail digestif, le travail qui extrait de l'aliment les matériaux nutritifs, n'est pas, comme on l'a dit, inutile et vain. Evidemment, il diminue la valeur alimentaire de la substance qui en est l'objet, évidemment un aliment est d'autant moins nourrissant qu'il est moins digestible ; mais, hors le cas de croissance, de maladie ou de convalescence, un régime alimentaire « pratique » n'est-il pas celui qui, en soutenant efficacement notre système nerveux, nous fait assez forts pour lutter dans l'existence ?

Quelles sont donc les conditions que doit remplir l'aliment pour maintenir la tension abdominale à un taux constant et moyen, et pour, par là, devenir un agent de force et de travail soutenu sans devenir un agent protecteur de l'arthritisme. Il faut d'abord qu'il s'adapte à la réceptivité digestive du sujet, qu'il ne provoque aucune révolte ni de son estomac, ni de ses intestins ; qu'il ne ne charge ni ses viscères, ni ses articulations. Il faut en second lieu que les excitations qu'il fait naître sur son passage soient *suffisantes* et *modérées*, c'est à dire ni trop faibles (nous nous sommes déjà expliqué plus haut sur ce sujet en parlant du lait) ni trop fortes, et qu'elles s'exercent d'une façon *continue*, *régulière et sans à coups*, sous peine d'engendrer des phénomènes d'inhibition sur lesquels nous aurons l'occasion de revenir. Pour que leurs effets soient durables, il faut enfin que ces excitations *s'échelonnent sur toute la longueur du tube digestif*. En d'autres termes, l'aliment doit solliciter tour à tour les sécrétions salivaire, gastrique, biliaire, pancréatique et intestinale ; il doit se digérer doucement, lentement et avec le concours de tous les segments digestifs ; il doit, pour employer une locution vulgaire, mais qui rend bien la pensée, tenir au ventre.

Sur beaucoup de ces points, l'excitation par l'aliment se rapproche de l'excitation par l'air et la lumière : —la comparaison semblera peut-être force, elle est juste pour qui veut y réfléchir. L'aliment en effet ne sera réellement « tonique » que si, comme l'air et la lumière, il agit par une succession d'excitations modérées, continues et réparties sur une grande étendue.

Modifiant et complétant ma formule, « l'aliment vaut surtout par sa puissance d'excitation », je dirai donc : *l'aliment vaut surtout par son mode d'excitation*, par la forme, l'intensité et la durée des excitations qu'il imprime à l'appareil digestif (Pascault).

DIGESTION

Si pathologiquement le tube digestif, d'une extrémité à l'autre, est un, physiologiquement il peut se diviser en trois portions se distinguant les unes des autres par « l'allure » de leur digestion. La première, ante-gastrique, avant l'estomac, est d'intérêt très secondaire chez l'homme où elle ne contribue que dans une faible mesure à la transformation des amylacés, amidons, fécules, qui s'y imprègnent de salive. La seconde, gastrique, peptonise les substances azotées, qui ensuite terminent leur digestion dès la sortie de l'estomac, au contact du sucre pancréatique; *elle est le siège des digestions rapides portant sur les aliments à excitation forte et brève*. La troisième, post-gastrique, commence au duodenum et comprend tout le petit et le gros intestin: les métamorphoses des amylacés s'y parfont dans le grêle par l'action du suc pancréatique et dans le cœcum, grâce à l'intervention des ferments figurés, qui ont également pour fonction de dissocier les aliments cellulosiques: les graisses s'y émulsionnent et les sucres y sont partiellement intervertis. *Toutes ces opérations sont lentes*, surtout si l'on tient compte du séjour qu'ont dû préalablement faire ces aliments dans l'estomac, *et s'exercent sur des substances modérément excitantes*. Sous une autre forme, nous dirons que la viande, type d'aliment azoté, a une digestion gastro-duodénale et relativement courte, tandis que l'amidon, le sucre, les graisses et la cellulose ont une digestion duodéno-intestinale et toujours assez longue. Quant au lait, il a une digestion mixte, à la fois gastrique et intestinale, ce qui cadre bien la destination spéciale que nous lui avons assignée.

Relevons encore un fait important : la digestion gastrique tient, dans une certaine mesure, sous sa dépendance la digestion intestinale : *elle la précipite si elle est très active*, lui laisse sa sage lenteur si elle l'est peu, ce qui, entre parenthèses, prouve que physiologiquement aussi le tube digestif est un. La connaissance de ce fait est due à Pawlow et à ses élèves qui, par une série d'expériences très concluantes, ont démontré : 1° que la quantité du suc gastrique et d'acide chlorhydrique est en raison directe de la quantité d'aliments ingérés et est surtout abondante avec une nourriture fortement azotée ; 2° que les sécrétions pancréatique et biliaires sont à leur tour proportionnelles à l'acidité du suc gastrique, qu'elles doivent neutraliser pour assurer la digestion intestinale ; 3° que le suc pancréatique enfin provoque la sécrétion du suc de l'intestin grêle, dont la bile accélère et renforce les contractions musculaires.

En somme, la rapidité du processus digestif est subordonnée à la quantité des aliments, *et plus encore à leur nature.* Or, qu'arrivera-t-il si le fond de l'alimentation, au lieu d'être constitué — comme le conseille Huchard à ses prescléreux, aux futurs arthritiques aux artères se durcissant, s'incrustant déjà de sels calcaires — par beaucoup de lait, des fruits, des légumes et peu de viande toujours bien cuite, se compose de peu ou pas de lait, quelques fruits, de rares légumes et beaucoup de viande presque toujours saignante ou mal cuite ? En y ajoutant le pain, le vin et le café ou le thé, nous aurons, convenons-en, le tableau fidèle du régime et de la plupart de nos contemporains.

LA VIANDE ET SON ROLE ARTHRITIQUE

La viande, surtout quand elle est bien présentée, et lorsque dès le plus jeune âge nous avons appris à l'aimer et à voir en elle l'aliment réconfortant par excellence, possède au maximum le don d'éveiller en nous le désir et, par réflexe, la sécrétion psychique de l'estomac, ce suc d'amorce qui, rappelons-le, confère à tous les aliments le droit à la digestion. Puis, par ses matières extractives ou son arôme (on n'est pas fixé sur ce point), elle détermine une sécrétion chimique d'une extrême activité. D'emblée, l'estomac se trouve donc dans des conditions telles qu'il doit digérer vite et bien ; d'emblée, par suite du lien qui unit les digestions gastrique et intestinale, le tube digestif tout entier est mis en demeure de presser l'élaboration des aliments qui sont à sa disposition. Et en effet *la digestion s'accomplit hâtivement* et s'achève en quelques heures, en ne laissant après elle que de rares déchets, dont le volume est insuffisant pour donner prise aux contractions du gros intestin chargé d'expulser ces dangereux résidus.

Avec ces réactions si vives, la tension abdominale s'élève promptement et la sensation de bien-être, de force disponible est immédiate, manifeste..., mais c'est un feu de paille, car, ne nous y trompons pas, si à la suite d'un repas à dominante carnée nous conservons une énergie un peu durable, nous la devons, non à la viande, mais aux aliments qui lui font cortège et en particulier au pain et aux graisses d'assaisonnement qui, mieux qu'elle, tiennent au ventre. Quand, en effet, dans un but thérapeutique, on soumet un malade (un ptosique au troisième degré par exemple, c'est-à-dire un organisme où tout est relâché, distendu, atone) au régime carné absolu, la répétition fréquente des repas s'impose pour parer aux fringales et aux défaillances inséparables de cette diète anormale.

Stimulant digestif, et par là même excitant général, telles sont donc les propriétés essentielles de la viande considérée dans sa puissance d'excitation. *Stimulant digestif*, je ne crois pas que personne le nie : n'est-ce pas à ce titre, autant que comme aliment de réparation, qu'on la prescrit aux convalescents ? *Excitant général*, on me le concédera moins volontiers, bien que ce soit une conséquence logique et de son action sur le tube digestif et, comme nous l'avons dit plus haut, des qualités propres à ses matières extractives et à ses produits de désintégration. Pour entraîner la conviction, je suis donc amené à poser en principe que sont mauvais juges en la matière ceux qui en font leur nourriture de tous les jours : accoutumés à digérer, à travailler, à accomplir en un mot toutes leurs fonctions à l'aide de ce stimulant, ils croient de bonne foi que l'habitude lui a enlevé toute efficacité. Mais qu'on la supprime de leur menu quotidien et ils tomberont à plat Cette phrase qui spontanément vient aux lèvres du dyspeptique que nous voulons mettre au vert : « Mais, docteur, je ne pourrai jamais me passer de viande », n'est-elle pas la reconnaissance implicite de ce que j'avance? Il en est de la viande comme de l'alcool, du tabac, de la morphine..., leur privation seule nous révèle l'influence qu'ils exercent sur nous (Pascault). Mais nos dents ne sont elles pas d'un omnivore, d'un être qui peut manger de tout?

Sur la valeur alimentaire de la viande, je serai bref : elle est exprimée par le nombre de calories, c'est-à-dire la quantité de chaleur donnée par les transformations qu'elle dégage en traversant notre organisme. Cette valeur n'a rien d'absolu, car, si on la calcule d'après son rendement calorifique, d'après la chaleur totale développée par la combustion de l'albumine jusqu'au terme urée, on obtient environ 5 calories par gramme (Berthelot). Si au contraire, on ne tient compte que de son rendement énergétique, de ce qu'elle donne après transformation en glycose, on n'arrive qu'à 3 calories (Chauveau). A notre avis, ce dernier chiffre doit être préféré au premier, parce qu'il présente plus exactement la valeur réelle de l'aliment

7

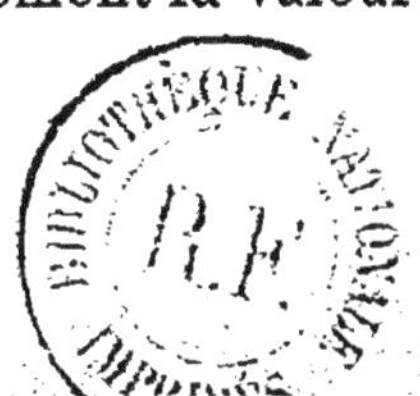

en question : les 3 calories glycosiques sont en effet seules aptes à fournir un travail effectif, musculaire ou autre, tandis que, sur les 5 calories de Berthelot il en est deux qui se perdent sous forme de chaleur inutile à l'individu convenablement nourri. Or si, nous plaçant spécialement au point de vue énergétique, le seul intéressant en pratique, nous comparons la viande aux autres aliments, nous voyons que, avec ses 3 calories glycosiques, elle vient après l'amidon et le sucre (4 cal.), après la graisse (6 cal.). De toutes les substances qui entrent dans l'alimentation usuelle, la viande est donc celle qui satisfait le moins bien aux besoins de l'homme actif se dépensant en un labeur quotidien : *pour lui, elle est incontestablement l'aliment le moins nourrissant*, elle n'est guère qu'un excitant.

Nous sommes maintenant en possession du dossier complet de la viande. Il se résume ainsi : *a*. — Valeur nutritive faible, si l'on s'attache seulement au bénéfice qu'en retire un organisme qui travaille : *b*. — Puissance d'excitation forte qui se traduit : du côté du système nerveux par de l'excitation (j'attribue à ce mot le sens qu'il a dans le langage courant) ; du côté de l'appareil digestif, estomac, intestins et glandes annexes, par une accélération de tous les phénomènes circulatoires, sécrétoires et moteurs. La viande, outre qu'elle est facilement et complètement digestible, est apéritive et digestive, elle hâte l'élaboration des aliments co-ingérés.

Ce sont là de précieux avantages chez certains malades, dont les parois digestives absolument atones ne répondent plus qu'aux excitations fortes (ptosiques et dyspeptiques « de naissance ») : ce sont là de graves inconvénients chez l'homme bien portant, dont la sensibilité et les réflexes sont intactes. — Ce sont là, dirons-nous, un peu des données de laboratoire, le Dr L. Pascault, végétarien militant, est peut-être trop affirmatif; ne dit-on pas d'un animal : « Montre-moi tes dents, je te dirai ce que tu manges » et l'homme a des dents d'omnivore, il peut, il doit manger de tout. Je sais bien que les molaires dominent en nombre, mais il a aussi des incisives et des canines, donc il doit manger de la viande, sans en abuser; on ne doit du reste, et cela notre savant confrère le démontre indiscutablement, abuser de rien, d'aucune substance nutritive. A propos de thérapeutique et de régime, nous verrons plus loin ce que Germain Sée a dit de la viande. D'autre part, ces temps derniers, M. Armand Gautier, de l'Institut (*La Clinique infantile*), a démontré que les enfants trop nourris ou exclusivement de légumes ne croissaient pas normalement.

Brusquant d'une part, la progression des aliments dans les voies digestives, entretenant d'autre part un afflux constant d'acide chlorhydrique dans l'estomac, *la viande*, dit le même auteur, *n'apaise la faim que pour la faire renaître au plus vite;* elle crée un besoin qui, agréable au début, revêt peu à peu les caractères d'une sensation pénible ou même douloureuse, demandant un remède immédiat : ce remède c'est l'aliment; et à la viande par instinct, on adjoint des correctifs, les graisses qui, tant qu'on les digère, tempèrent heureusement l'éréthisme gastrique, le pain et les farineux qui « occupent » les segments digestifs laissés inactifs par les mets à dominante carnée, parfois les entremets sucrés, les fruits... Or si la viande est peu nourrissante, ces aliments le sont pour elle, et c'est ainsi que, par une voie détournée, elle conduit à la suralimentation.

Elle y mène encore, et plus directement, par une autre route. Elle produit dans le système nerveux une excitation qui, comme nous l'avons démontré, est vraiment forte, — elle pousse à l'action, ce qui revient à dire *qu'elle pousse à la dépense,* car on ne saurait concevoir un travail quelconque sans usure proportionnelle de matériaux énergétiques. Or, couvre-t-elle cette dépense? Nous savons que non, puisque comme valeur nutritive elle est au bas de l'échelle alimentaire. *De tous les aliments c'est le moins nourrissant et le plus excitant : ce rapprochement n'est-il pas suggestif?* Aussi l'homme qui, grâce à elle, travaille bien souvent au delà de ses forces, est-il dans l'obligation de se suralimenter sous peine de succomber à la tâche.

Dans le débat, il faudrait enfin, pour être complet, faire intervenir, indépendamment de *la fatigue* tenant à ce que la viande, qui se digère trop vite, ne soutient pas le tonus abdominal, celle qui se manifeste à la suite de toute excitation forte. Avec cet aliment, elle est particulièrement intense, parce qu'à l'épuisement des systèmes nerveux et musculaire s'ajoute leur intoxication par les dérivés azotés anormaux résultant des fermentations intestinales, les ptomaïnes et les leucomaïnes, véritables poisons formés par l'organisme surmené Et c'est là encore une cause qui exige l'apport, non seulement d'aliments, mais aussi d'excitants sans cesse renouvelés ; si la viande est alors impuissante à faire sortir l'organisme de sa torpeur, on fait appel au café, à l'alcool, au tabac... Un cercle vicieux s'est constitué, et désormais la suralimentation et la surexcitation deviennent une nécessité contre laquelle les plus vaillants sont sans courage pour lutter.

Ce que nous disons de la viande — dit encore le Dr Pascault à qui nous avons emprunté avec son autorisation la plupart des pages qui précèdent — s'applique *a fortiori* à l'alcool, dont la valeur énergétique reste douteuse, malgré certaines expériences récentes autour desquelles on a fait grand bruit et qui, d'après leurs auteurs eux-mêmes, démontrent surtout sa valeur calorifique. Si sur le tard l'alcoolique avéré mange peu, la cause en est dans les lésions de ses organes d'assimilation : mais, avant d'en arriver là, il a été longtemps, non seulement grand buveur, mais aussi gros mangeur. Nous nous séparons encore ici quelque peu de l'aliment spécialiste en hygiène alimentaire, tout dépend de la morbidité du sujet, de la nature et du degré de l'alcool en même temps que du moment où il est ingéré, dans l'état de vacuité ou de plénitude de l'estomac [1]. L'ouvrier des villes qui « tue le ver » avec du trois-six plus ou moins aromatisé, mange peu, l'employé qui prend son apéritif une heure avant de se mettre à table mange peu. Celui qui se suralimente ne prend souvent rien entre ses repas, mais y mange et boit largement, trop largement. D'autre part certains dipsonanes des deux sexes ont des ruses d'Apaches pour boire à l'insu de leur entourage, et ceux-là sont incontestablement des malades à soigner.

1. Voir Foveau de Courmelles : *Voir Alcool. Hygiène*, mémoire au congrès des vins et liqueurs de 1900, cité à la Chambre des députés le 4 décembre 1900 par MM. Caillaux, ministre des Finances et Lasies, député, et *Comment on se défend de l'alcoolisme*, (du même 1902).

Chapitre IX

LA SURALIMENTATION

PRÉJUGÉS SUR L'EXCÈS D'ALIMENTATION. — ROLE DU PAIN. — LE SUCRE. — LES SURALIMENTÉS VOLONTAIRES. — LES SURALIMENTÉS INVOLONTAIRES. — ORIGINES DE LA FAIM. — LE NOUVEAU-NÉ SURALIMENTÉ ET PRÉPARÉ A L'ARTHRITISME. — DÉVIATION PHYSIOLOGIQUE DE L'APPÉTIT. — PATHOGÉNIE DE L'ARTHRITISME.

PRÉJUGÉS SUR L'EXCÈS D'ALIMENTATION

« Sans suralimentation, pas d'arthritisme », a dit le Dr Maurel, faisant ainsi le procès des aliments à digestion gastrique. Cette proposition trop absolue en théorie est cependant vraie en pratique, dit encore le Dr Pascault, car, s'il est difficile de ne pas voir un rapport de cause à effet entre la suralimentation, facteur de surmenage digestif et cellulaire, et l'arthritisme, diathèse par fatigue ou par usure digestive et cellulaire, il est impossible de nier la fréquence des abus dans le boire et le manger. Ces abus n'étant souvent que relatifs, la suralimentation est alors méconnue; elle n'en est pas moins extrêmement commune et, pour s'en convaincre, il suffit de l'étudier sous les divers aspects où nous la rencontrons tous les jours. Voyons donc les faits.

Nombreux d'abord sont ceux qui se suralimentent volontairement.

Un préjugé vulgaire, que nous ne saurions trop combattre parce que ses effets sont déplorables, est celui qui veut que : « Plus on mange, mieux on se porte. » L'homme de bonne sauté, celui qui n'a jamais *senti* son estomac, trouve dans un repas copieux un réconfort qu'il juge utile et nécessaire, parce qu'il n'en apprécie que le bénéfice immédiat sans penser à ses conséquences éloignées. Il ignore d'ailleurs généralement que tout excès alimentaire entraîne une suractivité de tous ses organes, et qu'à surchauffer la machine il l'use ou risque de la briser, c'est le moteur lancé trop vite, recevant trop de courant et s'enflammant : l'artério-sclérose, la goutte et la gravelle urinaire, la pléthore avec son échéance brutale, l'hémorragie cérébrale, sont en effet l'apanage de la plupart de ceux dont le tube digestif a longtemps résisté à tous les assauts. Le dyspeptique au contraire, j'entends celui qui le fut pour ainsi dire dès sa naissance, ayant eu toujours à lutter par la sobriété contre les révoltes de son estomac, prolonge bien souvent son existence au delà des limites prévues. Non seulement il vit, mais, à part ses misères de dyspeptique, il échappe aux maladies du surnourri et parfois, sur le tard, jouit d'un regain de jeunesse bien inattendu : il vit vieux et meurt « jeune », preuve que l'abstinence est plus que l'abondance, source de santé. A l'appui de cette thèse, je ne citerai pas d'exemples historiques, ils abondent. Mais que chacun regarde autour de soi : ce sont les forts qui succombent, et les faibles, les malingres, qui résistent, parce que chez eux le surmenage digestif, partant le surmenage général, sont à peu près impossibles : la douleur est leur sauvegarde.

A côté de ceux qui, dans la suralimentation cherchent la santé, mentionnons ceux qui lui demandent un surcroît de force physique. Il s'agit là encore d'un préjugé très répandu parmi les travailleurs du corps : les hommes d'étude donnent la préférence aux excitants cérébraux, au tabac qui alourdit la mémoire, au café qui affaiblit le jugement... Dans ce préjugé, reconnaissons-le, est une grande part de vérité, car le moteur humain, grâce à sa merveilleuse élasticité, se soustrait facilement aux dangers de la suralimentation, lorsqu'elle est compensée par un travail manuel suffisant. Mais ce travail étant générateur de déchets qui se surajoutent à ceux, déjà très abondants, qui dérivent des aliments, les organes d'élimination tôt ou tard faillissent à leur tâche; ils deviennent alors le siège de ces déviations fonctionnelles auxquelles, faute de notions précises sur leur nature, on donne le qualificatif générique « d'insuffisance ». — Nous sommes convaincu qu'un jour viendra où l'insuffisance hépatique et l'insuffisance rénale seront le pivot de la pathologie des adultes et des vieillards, comme le surmenage digestif est celui des maladies infantiles. — Or, l'insuffisance musculaire et nerveuse, *qui subjectivement se traduit par de la fatigue*, est intimement liée à cette défaillance de nos émonctoires, car nos cellules ne conservent toute leur vigueur qu'à la condition d'être sans cesse lavées des résidus provenant de leur désassimilation. Aussi l'homme arrivé à cette phase de déchéance voit-il l'aliment se transformer en producteur de poisons, qui le dépriment au lieu de lui donner l'énergie qu'il en attend. Que faudrait-il donc pour enrayer cette marche vers une vieillesse prématurée ? Simplement mesurer notre alimentation et l'approprier au genre de travail que comporte chaque métier différent : en un mot, faire une application raisonnée du régime et de la ration.

ROLE DU PAIN

Un coup d'œil sur la façon dont se nourrit le peuple en France nous fera saisir la nécessité de régler théoriquement notre alimentation. Le pain en constitue l'élément principal. Or, le pain, s'il ne nous pousse pas, comme la viande, à augmenter nos recettes alimentaires, est cependant une cause majeure de suralimentation par l'excès de principes nutritifs qu'il introduit dans notre organisme. Voici des chiffres. Ch. Richet, dans son *Dictionnaire de physiologie* à l'article *Aliments*, estime que la consommation quotidienne d'un Parisien adulte (ouvriers et bourgeois pris en bloc) est, pour le pain, de 550 grammes. Cette moyenne, certainement au-dessous de la vérité en ce qui concerne l'ouvrier, représente, si l'on calcule la quantité de glycose qu'elle fournit au travail musculaire (équivalents glycosiques de Chauveau), environ 1 300 calories. Mettons en regard la ration théorique d'un adulte de poids moyen effectuant un travail modéré (150 000 kilogrammètres), elle ne doit guère être, comme nous le démontrerons par la suite, que de 2 300 calories. Evidemment, la part faite au pain dans cette ration est beaucoup trop élevée : elle ne laisse qu'une place trop réduite aux autres aliments et conduit à la suralimentation tout homme qui ne se pique pas de vivre seulement de pain sec et d'eau claire.

Si cependant à cette suralimentation par le pain le travailleur manuel trouvait quelque avantage, s'il en résultait pour lui un rendement musculaire plus considérable, nous pourrions passer condamnation. Mais il est fort douteux qu'il en soit ainsi. Nous venons de voir qu'à la longue les reins et le foie fléchissent devant l'envahissement par les dérivés alimentaires, qui imprègnent nos tissus et les mettent en état de fatigue. Mais ce n'est pas tout. Alors même que les organes d'élimination jouissent encore de toute leur intégrité, un excès de pain peut arriver au même résultat : qu'il séjourne trop longtemps dans les voies digestives et y fermente, ou que, lancé dans la circulation, il y soit incomplètement oxydé, il donne naissance à des produits acides et en particulier à de l'acide lactique dont l'action ponogène est remarquablement intense. De sorte qu'en définitive « le mangeur de pain » va à l'encontre du but qu'il poursuit. En tout il faut une mesure.

LE SUCRE

Le choix de l'aliment, son appropriation au genre de travail, prête à des considérations analogues. Les études de Chauveau sur l'aliment consommé par le muscle en contraction ont récemment servi de point de départ à une campagne de presse en faveur du sucre ; l'Allemagne nous avait précédé et donné à ses soldats plus de cet hydrate de carbone. Nous ne pouvons qu'y applaudir, car il représente une source d'énergie, non seulement économique, ce qui a son importance au point de vue social, mais aussi d'utilisation facile par l'organisme. Ici encore gardons-nous cependant de tomber dans l'excès. Précisément parce qu'il est d'utilisation facile, le sucre demande à n'être pris qu'à petites doses à la fois et répond à une forme spéciale de travail, le travail rapide. Que d'un coup l'on en ingère une quantité notable, presque immédiatement il est absorbé et sature le sang ; n'y rencontrant pas proportionnellement assez d'oxygène, il s'y brûle imparfaitement et forme de l'acide oxalique, agent de fatigue au moins aussi puissant que l'acide lactique. Avec un travail rapide, qui active l'hématose, l'apparition de ce produit intermédiaire est incontestablement moins à craindre ; d'autre part, grâce à sa prompte absorption, le sucre fournit facilement aux contractions musculaires répétées. C'est pourquoi nous voudrions, avec Pagès, que l'ouvrier le réservât pour les travaux exigeant une grande dépense dans un temps très limité : il y trouverait de gros avantages et s'éviterait bien des mécomptes.

Comme le sucre, la viande est un aliment propre aux travaux de vitesse. Inversement les amylacés sont indiqués pour les travaux soutenus, en raison de la lenteur de leur dissociation dans le tube digestif ; il en est de même des graisses, qui sont en outre d'excellents aliments de calorification.

LES SURALIMENTÉS VOLONTAIRES

Du travailleur manuel qui pense que sa vigueur croîtra parallèlement à la quantité d'aliments entrant dans son menu quotidien, rapprochons le sujet, neurasthénique ou non, chez qui la fatigue est en permanence et qui espère que la suralimentation sera un remède à sa lassitude habituelle. L'erreur est toujours la même et provient de ce que l'on considère l'aliment comme synonyme de force. Or il ne l'est que s'il s'adapte convenablement d'une part à la réceptivité digestive de l'individu, d'autre part à sa capacité d'oxydation. Un aliment dont la digestion s'accompagne de pesanteur d'estomac, de gonflement, de poussées de chaleur à la face ou de somnolence, bien loin de stimuler le système nerveux, le déprime : il le déprime, non par auto-intoxication, car la sensation de fatigue suit de très près son ingestion, mais par la mise en jeu des réflexes gastriques qui, avec notre sensibilité toujours plus ou moins exaltée, jouent un rôle maintenant trop oublié. Quant à la capacité d'oxydation, que de fois n'est-elle pas diminuée dans ces organismes où tout languit, où le mouvement vital ne se maintient qu'à la condition d'user sans cesse d'excitants alimentaires ou médicamenteux ! Que peut faire alors la suralimentation ?

Autre genre de suralimentés volontaires : les gourmands. Il en est peu qui ne se défendent de faire excès de bonne chère : mais est-il admissible que celui qui demande à l'alimentation des jouissances de tous les instants ne se crée pas des désirs qui le mèneront à l'abus ? La pente est trop attrayante pour ne pas y glisser, surtout quand, pour se satisfaire, le gourmand fait appel aux ressources d'un art culinaire très savant, qui masque la saveur naturelle des aliments par celle des épices et des condiments. En sollicitant ainsi sans répit son estomac, il entretient un appétit véritablement artificiel, qui l'oblige à manger bien au delà de ce qui lui est nécessaire.

Pour clore la série, un mot des gens du monde. Leur manière de vivre les force, si bien intentionnés qu'ils soient, à de continuels écarts de régime. La mode et les exigences mondaines avec leurs dîners en ville, lunchs, soirées, goûters chez le pâtissier, contribuent, comme chez le gourmand, à maintenir dans un état de surexcitation constante leurs estomacs, qui s'habituent à céder à tous les caprices, à toutes les fantaisies. Ceux-là aussi sont bien loin du régime et de la ration ! Il en est de même des députés et des ministres assistant à tous les banquets de comités, sociétés électorales ou de gymnastique...

LES SURALIMENTÉS INVOLONTAIRES

Ils sont légion.

Signalons d'abord l'espèce la plus rare, l'individu qui mange trop sans y penser. C'est souvent le fait de l'homme d'affaires, qui, tout à ses préoccupations, déjeune vivement, à la hâte, pour se libérer d'une corvée qui lui prend des moments précieux. C'est aussi le cas du distrait qui mange étourdiment sans songer à ce qu'il y a d'important à « soigner sa digestion ».

Sont plus communs, beaucoup plus communs, ceux qui arrivent à se suralimenter parce qu'ils mastiquent mal. Un aliment insuffisamment broyé, ne s'imprégnant qu'incomplètement des sucs digestifs, ne satisfait pas la faim. La preuve inverse est facile à faire et nous l'avons maintes fois réalisée dans nos voyages en vélo : il suffit d'une croute de pain, si elle est minutieusement mâchée, réduite en bouillie, avant d'être avalée, pour calmer momentanément ce malaise indéfinissable que l'on nomme la faim. Or, on doit admettre en thèse générale que les individus qui « savent » mastiquer sont une exception. La mastication, pour être efficace, doit consister en des mouvements très complexes de la mâchoire, de la langue et même des joues et des lèvres : ces manœuvres exigent un temps appréciable. Combien de gens s'astreignent-ils à ce patient travail qu'ils n'ont d'ailleurs jamais appris à exécuter ?

Reste à traiter enfin de la suralimentation par entraînement mutuel, par obéissance aux usages courants. Elle a été admirablement définie par Maurel : « Il ne faut pas, dit-il en substance, confondre la suralimentation qui conduit à la pléthore, à l'arthritisme, avec l'abus excessif de la table qui engendre rapidement l'embarras gastrique et les troubles intestinaux. La suralimentation qui mène à l'arthritisme semble rentrer dans le cadre d'une hygiène irréprochable pour beaucoup de personnes qui usent modérément des alcools, ne font jamais d'excès et mangent simplement à leur appétit. Or, cette pratique de contenter son appétit, qui de nos jours est de règle générale, aboutit presque fatalement à la suralimentation telle que nous devons la comprendre. Très souvent d'ailleurs, et cela surtout dans la vie de famille, outre que l'appétit est aiguisé par les conversations et par l'exemple, il y a tendance générale à faire manger les nôtres plus qu'ils ne veulent : la femme incite le mari, le mari incite la femme, et tous deux usent de leur autorité pour faire manger les enfants. Nous pouvons donc dire que dans le milieu familial on mange, non pas seulement selon son appétit, mais toujours plus que son appétit. *C'est ce léger surcroît de tous les jours qui constitue la suralimentation.* » Aussi peut-on conclure que l'humanité passe son temps à se nuire et souvent plus les amis que les ennemis, ceux-ci ne faisant que critiquer ou calomnier et l'on s'en méfie parfois, et les autres à qui l'on s'abandonne avec confiance, vous faisant manger abondamment et vous rendant malade ; les simples dîners entre amis, entre parents même sont bannis, et alors qu'on ne prêterait pas 10 francs à un ami dans l'embarras, on dépensera 100 francs à lui donner un ou plusieurs dîners qui lui détérioreront la santé !

Voilà de véritables et multiples causes premières de la suralimentation parties d'ailleurs de l'idée de nécessité de satisfaire son appétit ; il n'y aurait donc sans doute aucun mal à cela, si cet appétit n'était pas chez la grande majorité d'entre nous hors de proportion avec les besoins vrais de la nutrition.

ORIGINES DE LA FAIM

Il est probable que les causes sont multiples et actuellement encore nous sommes réduits à faire des hypothèses sur ce point intéressant de la physiologie. Ne dit-on pas avoir mal au cœur quand l'estomac se veut débarrasser par le vomissement ? Et combien de préjugés semblables !

Les expériences de Schiff tendent à prouver que la composition du sang, son appauvrissement en principes nutritifs, provoque la sensation de faim : celle-ci disparaît en effet lorsqu'on injecte dans le torrent circulatoire une quantité suffisante d'aliments artificiellement digérés. D'où Schiff conclut que la faim résulte d'une modification physico-chimique du sang, qui excite d'une manière spéciale les centres nerveux. Pour Joanny Roux, ces centres seraient mis en éveil par des réflexes partant de toutes les cellules de l'organisme à court d'aliments. « Toutes nos cellules, dit-il, sont solidaires, et cette solidarité est rendue nécessaire par les spécialisations fonctionnelles multiples, par la division du travail. Lorsqu'une cellule éprouve un besoin qu'en raison de cette spécialisation elle est inapte à satisfaire elle-même, elle fait appel à d'autres cellules, et cela par l'intermédiaire du système nerveux. Telle est l'origine de tous les réflexes nutritifs, et dans la sensation de la faim il n'y a pas autre chose qu'un réflexe nutritif cortical, réflexe incomplètement adapté, et donnant naissance à ce titre, comme épiphénomène, à un fait de conscience : la sensation de la faim. » D'après ces deux théories, la faim serait donc uniquement due à un état général de dénutrition.

Cette hypothèse est logique et en concordance avec ce que nous savons de la cause de la soif, mais elle est trop exclusive car, non seulement la faim se manifeste bien avant que nos tissus aient épuisé leurs réserves alimentaires, mais en outre il est certain que son apparition est étroitement subordonnée aux habitudes acquises par le système nerveux et par l'estomac.

Ces habitudes se traduisent par la périodicité régulière du retour de l'appétit aux heures où nous avons coutume de nous mettre à table. Il en résulte que plus nous multiplions les repas, plus souvent se fait sentir la faim.

Une autre habitude de l'estomac est celle en vertu de laquelle l'appétit s'atténue seulement quand la poche gastrique a atteint un certain degré de réplétion, lequel, notons-le, car ce point explique la genèse de la suralimentation dans bien des cas, varie du tout au tout suivant que l'on a pris le pli de manger peu ou beaucoup.

C'est là que nous voulions en venir : l'appétit est, dans une grande mesure, question d'*habitude* et, comme tout fait basé sur l'habitude, il peut être absolument détourné de son but primitif ; à la suite d'erreurs d'hygiène quotidiennement répétées, il peut en arriver à répondre, non plus aux besoins réels de l'économie, mais à des besoins factices créés de toutes pièces.

LE NOUVEAU-NÉ DÉJA SURALIMENTÉ ET PRÉPARÉ A L'ARTHRITISME

N'est-ce pas d'ailleurs ce que nous voyons tous les jours? Dès qu'il est au monde, le nouveau-né est gavé au point que les accidents de suralimentation éclatent parfois dans la première ou la deuxième semaine qui suit sa naissance. Dans certains milieux populaires il est de suite bourré de soupe et y gagne de l'athrepsie (voir Foveau de Courmelles, *Hygiène et maladies de l'enfance*). Puis, dans les conditions les plus favorables, à peine sorti de l'alimentation lactée, l'enfant est initié aux douceurs de certains condiments, tels que les préparations à base de cacao, qui déjà vont stimuler inutilement son estomac. Un peu plus tard, au lieu des aliments gras qui laisseraient cet organe au repos, au lieu des mets un peu grossiers qui, fortifiant la musculature de son intestin, le mettraient en garde contre la constipation dont il souffrira peut-être toute son existence, on fait entrer dans son régime la viande et les assaisonnements qu'elle nécessite. *En toutes circonstances on s'applique à surexciter les fonctions gastriques* et, par là même, la digestion intestinale : la conséquence forcée est donc l'introduction dans le courant sanguin d'une grande abondance de principes alimentaires que nos tissus doivent utiliser quand même, au mieux de leurs intérêts.

Contre cette première ébauche de suralimentation l'organisme réagit, physiologiquement en exagérant ses combustions (en hyperfonctionnant) ou en mettant en réserve ce qu'il est impuissant à brûler, pathologiquement par des poussées d'embarras gastrique, des crises diarrhéiques, des épistaxis, des accès de fièvre sans motif... Puis l'accoutumance se fait : le tube digestif se modifie conformément au genre de nourriture qui lui est offert, les tissus transforment leur modalité nutritive de manière à faire face au travail que l'on exige d'eux, et quand cette « adaptation » est un fait accompli, l'existence devient impossible sans suralimentation. L'intestin se modifie, ainsi, les peuples végétariens ont-ils l'intestin plus long que les carnivores, tels les Japonais. La ration d'entretien de ce peuple d'Extrême-Orient est aussi beaucoup plus faible que la nôtre. La conclusion est donc que nous mangeons trop, ce qui se démontre de plus en plus. Et ce besoin factice devient une nécessité. Nos cellules désormais *habituées* à accélérer leurs échanges ne peuvent plus se contenter de ce qui jadis leur eût amplement suffi : elles réclament davantage, détruisent plus rapidement et bientôt crient famine. Cet appel, transmis au cerveau et perçu par la conscience, y détermine, comme nous le disions tout à l'heure, une sensation pénible, un « besoin », immédiatement suivi du « désir » de manger d'une façon déréglée.

Ainsi s'explique, suivant nous, comment l'enfant arrive progressivement et inconsciemment à se suralimenter. Son appétit, exaspéré par une éducation mal conduite, ne tarde pas à commander en maître et, par la suractivité qu'il imprime à toutes ses fonctions, prépare la voie au surmenage cellulaire, autrement dit à l'arthritisme comme chez l'adulte.

DÉVIATION PHYSIOLOGIQUE DE L'APPÉTIT

Que nous mangions trop — volontairement, parce que dans l'aliment nous pensons trouver la force ou la santé, — involontairement, parce que nous avalons distraitement, à la hâte, sans mastiquer convenablement, — que nous cédions à la gourmandise, à l'entraînement de la vie de famille ou aux obligations de la vie du monde, la répétition des repas dans quelques cas, l'apport exagéré de nourriture dans tous, surexcitent l'estomac et portent au contact de nos cellules une surabondance d'aliments qui les habitue à ne plus savoir se contenter de peu. D'où une recrudescence de l'appétit, incitant à son tour à la suralimentation, véritable cercle vicieux, dont nous ne pouvons sortir qu'avec l'aide d'un puissant effort de volonté.

Ainsi envisagée, la suralimentation part d'un fait physiologique, les changements survenus dans la nutrition de nos cellules, pour aboutir à un phénomène psychique, le besoin de manger. Mais le cerveau intervient aussi d'une façon plus directe.

Les aliments, avons-nous dit dans le précédent chapitre, sont tous excitants : ils le sont plus ou moins, et ceux dont la digestion s'effectue presque exclusivement dans la portion duodénale du tube digestif le sont particulièrement. Or, l'excitation par l'aliment ne va pas sans un certain bien-être, d'autant plus marqué que plus est vive la stimulation qui l'engendra : nous prenons « plaisir » à manger, plaisir à nous sentir dispos et forts en sortant de table. Cette sensation d'euphorie n'est pas exempte d'inconvénients, car elle nous invite, non seulement à outrepasser les limites de notre appétit, mais aussi à recourir aux aliments qui lui donnent son maximum d'intensité. Et par ce mécanisme nous sommes une fois de plus poussés à nous suralimenter et à user largement des aliments à digestion gastrique.

Enfin l'élément psychique apparaît plus nettement encore chez celui ou ceux qui aiment la bonne chère, les disciples de Vatel, Monselet, Brillat-Savarin, Fulbert Dumonteil... ou qui, sans être à proprement parler gourmands ni gourmets, apprécient les mets, si simples qu'ils soient, à leur juste valeur. Leur esprit, après avoir pris connaissance des sensations agréables qui lui sont fournies par le sens du goût, s'est meublé d'une foule de séduisants souvenirs, que la moindre impression gustative, olfactive ou visuelle, suffit à évoquer. Dès lors, le désir s'impose plus impérieux que jamais, et l'homme obéit à cette impulsion qui lui fera dépasser toute mesure si elle n'est pas réprimée par la raison.

A côté de la déviation physiologique, nous devons donc admettre une sorte de déviation psychique entretenue par le plaisir plus ou moins conscient attaché à l'acte de manger. Cette dernière quand, par prudence ou par nécessité, nous nous décidons à retrancher de l'alimentation le superflu, n'est pas la plus facile à déraciner. Les habitudes mentales en effet sont tenaces, et tous ceux qui ont usé de l'alcool ou du tabac attesteront que si, après la suppression de ces pseudo-stimulants, ils ont assez vite reconquis l'intolérance que par nature nous avons à leur égard, ils ont en revanche dû pendant un certain temps encore se faire violence pour ne pas succomber de nouveau à la tentation.

Quant à la déviation physiologique, il est presque toujours possible de la corriger, car, comme tout ce qui tend à troubler le cours normal des échanges vitaux, elle reste pendant longtemps purement fonctionnelle. Pawlow l'a démontré en ce qui concerne les glandes digestives : ayant mis au pain et au lait un chien habituellement nourri avec de la viande, il vit ses ferments pancréatiques se modifier dès le premier repas et s'adapter complètement au nouveau régime après trente ou quarante jours. Evidemment cette déviation peut à la longue devenir plus stable, quand par exemple les causes qui l'ont provoquée s'accumulent dans plusieurs générations successives : c'est ainsi que certains enfants, de souche arthritique, sont inévitablement voués dès leur naissance à la suralimentation. Mais on peut dire qu'en thèse générale il est permis à celui qui a contracté la fâcheuse habitude de manger trop, de revenir sur ses pas : c'est pour lui une éducation à refaire, c'est surtout une question de persévérance et de volonté.

PATHOGÉNIE DE L'ARTHRITISME

« Les théories émises jusqu'à présent, dit le Dr Pascault, n'expliquent pas le pourquoi de cette diathèse. Bouchard, en l'attribuant à une diminution congénitale de l'énergie cellulaire, nous met en présence d'un fait, sans nous en révéler la cause primordiale. Il en est de même de Lancereaux, qui rend le système nerveux responsable de cet affaiblissement des échanges nutritifs. L'influence de ce *régulateur* de la nutrition n'est mise en doute par personne, mais elle a sa contrepartie dans l'ensemble de tous les autres organes et tissus qui, suivant leur état de santé ou de maladie, assurent ou compromettent sa vitalité ; cette solidarité, qui s'exerce par l'intermédiaire du milieu sanguin, nous défend de reconnaître aux centres nerveux l'omnipotence qu'on leur accorde communément.

Quelles que soient leurs formes et leurs fonctions, qu'elles soient nerveuses, musculaires, conjonctives... *nos cellules en effet sont avant tout gouvernées par les conditions du milieu où elles vivent :* aussi est-ce là qu'il faut aller chercher la cause des modifications survenant dans leur taux nutritif. Ces conditions sont physiques et chimiques. Physiques, ce sont les excitations de toutes sortes qui font passer la cellule du repos à l'activité. Chimiques, ce sont les matériaux qu'emploie cette cellule dans ses manifestations vitales, ce sont les résidus qu'elle rejette comme impropres à son existence.

Le rôle des excitations dans la pathologie de la cellule est capital. Faibles, elles entretiennent sa vie en favorisant l'assimilation des principes nutritifs; fortes, elles l'abrègent *en accélérant son fonctionnement* dans une mesure telle que la fatigue et l'usure surviennent prématurément. Or, le tableau clinique de l'arthritisme, considéré dans la succession d'individus constituant une même famille, nous montre que la phase de ralentissement nutritif (hypofonction cellulaire) *est toujours précédée d'une période d'hyperfonction* caractérisée par une exubérance de vigueur et d'activité. *Nous nous croyons donc autorisé à rapporter l'arthritisme à un abus d'excitations* entraînant une fatigue, puis une usure de la totalité de nos cellules avec prédominance en tel ou tel point particulièrement surmené; cette déchéance est précipitée par l'insuffisance des organes d'élimination obligeant nos tissus à vivre dans un milieu toxique.

Cette pathogénie est d'autant plus vraisemblable que les autres causes qui sont réputées engendrer l'arthritisme (infection...) ne s'appliquent qu'à quelques cas, rares comparativement à la fréquence de cette diathèse. Les surmenages même font peu d'arthritiques, mais surtout des neurasthéniques. *A une maladie banale, il faut une cause banale;* et, après examen fait de toutes les conditions de milieu capables de « dénaturer » la cellule, *cette cause banale ne peut être que la suralimentation, que l'abus des excitations alimentaires.*

Les aliments en effet sont tous excitants, mais à des degrés très différents; ils le sont depuis leur entrée jusqu'à leur sortie de l'organisme. L'excitation qu'ils font naître dans le tube digestif augmente la tension abdominale et, par réflexe, la sensation de force disponible. Cette sensation atteint son maximum avec les aliments qui agissent sur les voies digestives par une série d'excitations modérées, continues et réparties sur une grande étendue ; tels sont les aliments à digestion intestinale (amidon, graisse et sucre). *Les aliments à digestion gastrique* (dont le type est la viande) ont une action précisément inverse ; *ils hâtent la digestion* et, celle-ci terminée, nous laissent une impression de fatigue, de lassitude, coïncidant avec un retour rapide de l'appétit ; aussi sommes-nous incités à leur adjoindre d'autres substances « tenant mieux au ventre », d'où un premier pas vers la suralimentation.

Les aliments à digestion gastrique *sont en outre d'énergiques stimulants généraux :* comme tels, ils poussent à l'action, donc à la dépense. Or cette dépense ils ne la couvrent pas, car en principe un aliment nourrit d'autant moins qu'il excite davantage. Il en résulte donc un déficit, un état de dénutrition cellulaire, qui se traduit également par une recrudescence de l'appétit. Dans ces conditions la suralimentation devient une nécessité à laquelle nous ne pouvons nous soustraire.

Bien plus, cette nécessité se fait tous les jours plus impérieuse, *car la surabondance de matériaux et d'énergie apportés par les aliments agit à son tour comme stimulant digestif et général.* Ainsi s'établit un cercle vicieux dont le premier terme est l'hyperfonction cellulaire, le second l'hypofonction par fatigue ou par usure.

La suralimentation a aussi d'autres origines, les erreurs d'hygiène reposant sur des préjugés (l'aliment est une source de force et de santé, ou sur des habitudes acquises : l'enfant y est conduit par l'éducation qu'on lui donne, l'adulte par le plaisir qu'il y trouve. Toutes ces erreurs ont un fond commun, toutes visent à stimuler les fonctions gastriques ou y aboutissent, et l'exaspération de l'appétit qui en est la conséquence est en fin de compte la cause déterminante de la suralimentation.

Concluons donc : *l'arthritisme est dû à une surexcitation anormale de l'appétit par l'abus des aliments à digestion gastrique.* Son remède, souvent efficace, car cette perversion nutritive reste longtemps purement fonctionnelle, est dans le régime et la ration alimentaires. »

Chapitre X

ORIGINES DE LA GOUTTE

URICÉMIE. — ORIGINES DE L'URÉE. — ORIGINES DE L'ACIDE URIQUE. — GOUTTE EXPÉRIMENTALE.

URICÉMIE

Il est admis maintenant que le goutteux a son sang chargé d'un excès d'acide urique ; c'est donc, dit Germain Sée, un *uricémique*. Mais qu'est-ce que l'acide urique, d'où provient-il ? de l'alimentation en excès, avons-nous vu, mais quels sont ses rapports avec l'urée ? On sait que l'urée constitue un produit d'oxydation complète des principes albumineux alimentaires ou corporels tandis que l'acide urique a été considéré jusqu'ici comme le résultat d'une combustion imparfaite de ces mêmes principes. Or, il est une question préalable à juger pour l'une et l'autre substance. Sont-elles l'effet direct des combustions des albumines, ou sont-elles précédées de produits intermédiaires avant de devenir urée ou acide urique ? Et nous entrons dans un chapitre de chimie humaine aux termes étranges, bizarres, mais que nous allons rapidement traiter.

ORIGINES DE L'URÉE

Tout d'abord il est certain que l'urée provient des albuminates de la nourriture; les expériences de Panum, Hugonnenq, Darier, Quinquaud..., établissent nettement cette corrélation et même la proportionnalité entre la quantité d'urée éliminée et la quantité d'aliments azotés introduits. Mais il s'agit de savoir si la provenance est en ligne directe.

Aujourd'hui la plupart des physiologistes considèrent l'urée comme étant précédée par d'autres produits, entre autres par la guanidine qui présente par ses réactions et surtout par la difficile solubilité des nitrates la plus grande analogie avec l'urée. Notre organisme est un vaste laboratoire aux complexes produits. Les recherches de Schultzen et Neucki furent plus explicites ; ils établirent que l'albumine sous l'influence des acides forts, des alcalis se transforme en amido-acides (sels ammoniacaux déshydratés), leucine, acide asparagine, tyrosine avant de former de l'urée. La digestion artificielle de l'albumine par la trypsine pancréatique donne également lieu à la leucine, à la tyrosine et à la peptone (Kühne). Ces notions n'étaient encore qu'à l'état de prévision lorsque Schultzen et Neucki démontrèrent dans un travail devenu célèbre, que dans l'économie animale le glycocol et la leucine (la tyrosine) passent à l'état d'urée. E. Salkowski confirma le fait pour le glycocol, l'acide asparagique subit la transformation analogue. La genèse indirecte de l'urée, c'est-à-dire après des produits intermédiaires d'oxydation de l'albumine, ne fait plus de doute. On est ainsi porté à croire que la série se développe aux dépens de l'albumine de circulation, et par conséquent avant et sans que l'albumine soit fixée dans les tissus, ce qui n'empêche pas d'admettre que l'urée a son origine de prédilection dans certains organes, particulièrement dans le foie.

ORIGINES DE L'ACIDE URIQUE

Voyons maintenant s'il en est de l'acide urique comme de l'urée, en un mot si c'est un produit indirect d'oxydation et si sa formation procède d'états intermédiaires. G. Salomon a démontré il y a quelques années, que dans sa composition élémentaire et dans ses propriétés chimiques, l'acide urique présente la plus grande analogie avec la xanthime (ou les corps de ce nom) et se forme aux dépens de la fibrine (substance du sang qui peut se solidifier) ou d'autres albuminates (substances analogues au blanc d'œuf) sous l'influence de la digestion gastrique ou pancréatique ; il est à présumer que l'acide urique est un produit de dédoublement de l'albumine, c'est-à-dire qu'en prenant un atome d'oxygène, la xanthime se transforme en acide urique. Il est prouvé d'ailleurs par les recherches précises de Knieriem que les acides amidés se transforment chez les oiseaux en acide urique et que certaines substances, comme l'asparagine, le glycocol, la leucine, qui, pour les organismes des mammifères, constituent les prologues, les éléments de formation de l'urée sont précisément pour les oiseaux les préludes de l'acide urique. Par dédoublement on a du carbonate d'ammoniaque, qui constitue la partie blanche, équivalente à l'urine, des excréments. Les oiseaux et les serpents sont les laboratoires de l'acide urique comme nous sommes les fabriques de l'urée. Cela est si vrai que l'urée se détruit presque entièrement chez l'oiseau, de 4 grammes d'urée introduits dans l'estomac de la poule en trois jours ; il n'en reparaît dans les urines que 0 gr. 25, d'après H. Meyer et Jaffé : l'urée se transforme en acide urique.

Mais revenons aux mammifères. Chez eux, c'est en partie l'inverse : l'acide urique peut donner lieu à de l'urée ; en même temps, il produit d'autres corps s'oxydant, c'est-à-dire l'acide oxalique ou plutôt oxalurique, et, d'une autre part, l'allantoïne. Malgré toutes ces transformations, l'acide urique reste encore intact en partie ; c'est ce qui nous importe au point de vue pratique. Les oxydations les plus intenses ne l'empêchent pas de persister plus ou moins ; ce n'est donc pas un véritable produit de sous-oxydation, c'est-à-dire un degré moins avancé d'oxydation que l'urée.

On ne saurait d'ailleurs par l'oxygénation expérimentale transformer cet acide en urée. Enfin l'alimentation la moins albumineuse ne parviendra pas à effacer l'acide urique du nombre des espèces chimiques de l'organisme. D'ailleurs, la pharmacopée actuelle, qui extrait la lécithine des œufs, ne songe pas à éliminer les albuminoïdes de l'alimentation, puisqu'elle les y augmente.

GOUTTE EXPÉRIMENTALE

Nous venons de donner diverses hypothèses sur le mode de production très complexe de l'acide urique ; il s'agit désormais de savoir comment cet acide en excès produit la goutte, et pour arriver à cette notion,on a cherché à faire la goutte artificiellement. On a d'abord, et tout naturellement, tenté de développer la goutte par le régime fortement albumineux, et il y a plus de trente ans, Lehman soutenait que ce régime devait augmenter à la fois l'urée et l'acide urique, cet acide était représenté par 1,02 sous l'influence des végétaux, et par 1,47 à la suite de l'alimentation animalisée. Mais personne n'a pu vérifier ces assertions. Un autre procédé expérimental consiste à empêcher la production de l'acide urique ; c'est par l'exercice musculaire. La goutte et ses tophi, dépôts dans les articulations, ne contiennent pas toujours de l'acide urique, on peut rencontrer de l'urate de soude, de l'oxalate de chaux, aussi proscrit-on l'oseille par exemple, très chargée d'oxalate de potasse.

Au repos, d'après Ritter, un homme fournit 0,98 d'acide ; après quatre heures de marche, seulement 0,68 ; ce qui semble prouver que la marche active les combustions, augmente l'urée et diminue d'autant l'acide urique. Mais tous les faits sont là pour démontrer que la masculation n'active nullement la production de l'urée et que par conséquent, elle ne saurait diminuer l'acide urique aux dépens d'un excès d'urée. Il n'y a donc pas de sous-oxydation. Un troisième procédé, plus ingénieux, consiste à vérifier la destinée de l'acide urique introduit dans les organes et soumis ainsi aux combustions dans l'organisme. Frerichs et Wohler ont institué cette fameuse expérience ; ils administrent à un chien de l'acide urique qui va se transformer en acide oxalique ou oxalurique, en allantoïne, et partiellement en urée. Il semblait donc que la question était jugée ; et qu'il suffit d'oxyder l'acide urique pour en faire de l'urée. Mais il est à noter que jamais, en pareil cas, l'acide urique ne se détruit entièrement; il en reste dans les urines, et la fonction urique n'est nullement éteinte. On voit, d'après ces tentatives, que sur les mammifères, il est impossible de réaliser une goutte artificielle. En présence de ces difficultés, on a cherché à la reproduire sur les animaux qui fabriquent habituellement de l'acide urique au lieu d'urée ; on a expérimenté sur les oiseaux. Les serpents forment de même l'acide urique.

Oiseaux rendus uricémiques. — Boussingault alimente des canards avec du caséum, ou de la gélatine, ou de la fibrine, ou de la viande, et il trouve au lieu de 0,27 d'acide urique éliminé en vingt-quatre heures, l'énorme chiffre de 10,55 à 18,01. — Les oiseaux développent de l'acide urique à l'aide des aliments azotés, comme nous formons l'urée. On a tenté ensuite d'accumuler l'acide urique et les urates dans les tissus de l'oiseau en liant les canaux excréteurs de l'urine, les uretères. On voit alors les urates apparaître dans la lymphe, puis dans le sang, puis des dépôts uratiques se faire dans les organes périphériques, l'oiseau devient donc uricémique, mais il ne le devient pas ; il l'est toujours et naturellement ; par cela même, il ne saurait être comparé à l'homme, qui n'a que des traces d'acide urique dans le sang, et ne devient goutteux que quand il a, non pas accumulé l'acide dans le sang, mais formé plus d'acide urique qu'à l'état normal ; la comparaison expérimentale est donc erronée, mais elle prouve la permanence de l'exclusivisme de la fonction chez certaines espèces. On voit donc que le laboratoire ne peut remplacer la clinique et l'observation ; et si nous avons donné ces expériences, c'est pour les esprits curieux de l'origine des choses, qui auront ainsi des éléments de dissertation et de réflexion. Il paraît difficile d'en déduire un régime absolu, végétarien ou carnivore ; la vérité n'est-elle pas, comme toujours, dans le juste milieu, ici l'*omnivorité*.

Chapitre XI

COMMENT ON DEVIENT GOUTTEUX

THÉORIES ANCIENNES. — NUTRITION RALENTIE. — OXYDATION EXAGÉRÉE OU NUTRITION VICIÉE ?

ANCIENNES THÉORIES

Nous avons vu les théories du Dr L. Pascault, sur le régime alimentaire qu'il a certes traité magistralement et qui s'en est fait une spécialité, nous allons citer parallèlement, l'exposé des théories pathogéniques par Germain Sée. D'ailleurs de tout temps de longues et antiques discussions ont été soulevées pour surprendre le secret de la formation de la goutte. Pourquoi recommencer ces légendes? pourquoi amoindrir ainsi nos grands observateurs comme Sydenham, qui faisant son propre portrait, décrivit admirablement la goutte et finit en disant : « Après avoir examiné avec toute l'attention possible les div rs phénomènes de la goutte, il me paraît que cette cause est un défaut de coction dans toutes les humeurs par la faiblesse des solides. » C'est là un pathos évidemment inintelligible. Pourquoi avec Barthez, parler d'une disposition particulière de la constitution à produire un état spécifique goutteux dans les solides et dans les humeurs ? Pourquoi avec Stahl qui n'était pas un humoriste, inventer un état particulier de tout le système, ou, avec Pullen, l'affection des premières puissances motrices?

Nous avons, disait Germain Sée, cessé depuis longtemps de nous émerveiller sur cette phraséologie vide de sens, et depuis moins de temps, sur les hypothèses modernes de Scudamore qui tout en nous laissant le meilleur livre sur la goutte, nous a légué aussi l'état de pléthore comme cause véritable de la goutte. La genèse de la goutte n'entra dans le domaine scientifique que le jour où Scheele découvrit l'acide urique (1778), où Wollaston montra la véritable constitution, la nature uratique des dépôts tophacés des jointures, où Murran Forbes se demanda formellement si la goutte ne reconnaîtrait pas pour cause l'excès d'acide urique dans le sang. C'est à Garrod qu'est due cette démonstration ; il constata l'acide urique en excès dans le sang et quand il ne pouvait pas opérer sur le sang, il le retrouvait dans la sérosité d'un vésicatoire appliqué près ou loin de l'articulation. Il montra ensuite l'urate de soude comme caractère constant de toute inflammation goutteuse, de sorte que pour Garrod, l'acide urique est la cause prochaine de la goutte, comme sa cristallisation dans les cartilages et ligaments articulaires est la cause prochaine de l'attaque. Celle-ci se produit chaque fois que l'acide urique ne s'élimine pas suffisamment par les urines, c'est-à-dire chaque fois que le rein devient imperméable ; mais qu'est-ce qui démontre cette action suffisante du rein? c'est là le point faible de la théorie, car s'il est vrai que les reins sont souvent affectés dans la goutte chronique, ils ne le sont pas dans la période initiale ; à ce moment les tubes urinifères sont libres. A ce moment, on peut bien trouver une fois sur trois, de la gravelle qui après avoir encombré ces tubes, sort finalement sous forme de sable ou de graviers uriques ; mais alors, loin d'entraver l'élimination de l'acide urique, elle jouit, en tant que gravelle prégoutteuse, du triple avantage de charrier un excès d'acide urique, de dépurer le sang et d'éviter ainsi le dépôt de produits morbides sur les articulations. D'après cela comment éluder la difficulté ? comment comprendre cet engorgement initial du rein et l'élimination insuffisante de l'acide urique, son accumulation dans le sang, puis sa déposition dans les articulations. Il faudra naturellement faire intervenir l'insolubilité relative de l'acide urique.

Mais cette question ne se posera qu'après la solution du problème fondamental primitif qui porte sur l'origine réelle et sur le mode d'augmentation de l'acide urique. — Dès le moment qu'il est impossible d'admettre une rétention par fermeture ou insuffisance des voies rénales, force est de conclure à la surproduction de cet acide. C'est là-dessus que porte le litige. Deux opinions sont désormais en présence et soutenues par des lutteurs aussi énergiques que sagaces.

NUTRITION RALENTIE

L'une consiste à admettre une nutrition incomplète des tissus de l'organisme, une métamorphose insuffisante des substances azotées qui nous alimentent. Au lieu d'arriver à la formation de l'urée qui est le dernier terme de la destruction moléculaire des matières albumineuses ou carnées, la combustion s'arrête à mi-chemin et ne donne lieu qu'à la formation de l'acide urique, ou bien encore de son congénère l'acide oxalique dans le sang des goutteux ; ces produits indiquent une nutrition imparfaite, ralentie ; c'est là le mécanisme indiqué en 1865 par Bence Jones, et en 1867 par Benecke, qui ajoute un troisième élément à la série des indices de nutrition retardante, la production exagérée de phosphates terreux, ce qui est contredit par Stokwis. C'est surtout à Bouchard qu'on doit l'argumentation la plus serrée et les recherches les plus précises sur les actes défectueux de la nutrition. Sous le nom de nutrition ralentie, il comprend tout un groupe de maladies, dont il établit la parenté morbide par leurs coïncidences ou leurs alternances, et dont il fixe l'origine commune dans le retard de la nutrition.

Parmi ces maladies similaires figurent la goutte, l'obésité, le diabète. Le goutteux, dit Bouchard, brûle mal la graisse, il devient obèse, ce qui est loin d'être la règle ; le goutteux brûle mal le sucre, il devient diabétique, ce qui, d'après son aveu, est tout à fait exceptionnel ; enfin il brûle mal la substance azotée ; c'est là le nœud de la question. S'il n'est pas lui-même obèse ou diabétique, il n'en a pas moins d'analogie ou de parenté avec les autres membres de la famille en retard. C'est l'hérédité qui sert de lien, ainsi si ce n'est pas lui, c'est son père qui est diabétique. Mais laissons là les antécédents du goutteux et parlons de lui-même, surtout de sa faculté d'enrayer les échanges nutritifs. Il se peut, en effet, qu'à un certain moment de son existence, et par suite de conditions hygiéniques nouvelles, il ne parvienne plus à comburer complètement les espèces chimiques albumino-fibrineuses qui font partie de notre régime ; s'il use d'une alimentation fortement azotée, s'il abuse des viandes, la métamorphose de ces aliments s'arrêtant à la première étape, c'est-à-dire à la formation de l'acide urique, il aura fait de l'acide urique au lieu de faire de l'urée ; de cette façon, il sera devenu uricémique.

Puis, pour avoir les accès de goutte il suffira d'un défaut d'alcalinité dans le sang ou de la présence d'autres acides dans ce sang pour rendre l'acide urique moins soluble, et le forcer pour ainsi dire à se déposer sous la forme cristalline d'acide urique ou d'urate de soude dans les tissus articulaires ; voilà l'accès de goutte expliqué comme la goutte elle-même. De nombreuses objections ont été faites à la théorie de la sous-oxydation. Roberston fait cette remarque importante que si l'oxydation incomplète était la cause prochaine de la goutte, la maladie devrait se produire chaque fois que l'alimentation étant trop riche en carbone, une forte proportion d'oxygène est nécessaire à son assimilation dans l'organisme. Les paysans d'Irlande qui se nourrissent de pommes de terre, ceux d'Ecosse qui vivent de gâteaux d'orge, de beurre et de soupes aux légumes frais, devraient se trouver dans les conditions d'une forte oxygénation par la combustion de l'excès de carbone alimentaire ; or la goutte n'existe pas dans ces pays. C'est précisément la condition inverse, c'est-à-dire l'excès d'aliments azotés, qui est généralement accusée comme la cause de la goutte. Garrod lui-même a formulé récemment (1884) des arguments péremptoires contre la théorie des sous-oxydations. Il fait remarquer que l'oiseau qui absorbe l'oxygène à pleins poumons, et jusque dans les cavités osseuses, fait de l'acide urique et non de l'urée. Cazeneuve a démontré de son côté que l'oxygène pur respiré par une buse n'augmente nullement le rapport de l'acide urique à l'urée. Garrod fait avaler à un animal des urates, et l'acide urique n'augmente pas dans les urines. — Pour toutes ces raisons on peut conclure que la formation de l'acide urique n'est pas au point de vue de l'oxydation, en état d'infériorité relativement à l'urée.

OXYDATION EXAGÉRÉE OU NUTRITION VICIÉE ?

Ce qui frappe en effet, chez les goutteux de profession, avant même l'accès, c'est un chiffre excessif de l'urée dans les urines ; or l'urée représente le dernier terme de la combustion des matières azotées ; il y a une augmentation constante, une usure excessive de ses matériaux. Lécorché l'a prouvé sur lui-même. Il y a en outre d'après Zuzler, une augmentation des substances alcalines (potasse ou chaux). Or cet accroissement des alcalins est également en rapport avec les mutations organiques ; mais hâtons-nous d'ajouter que ces échanges moléculaires, ainsi activés n'impliquent pas la suroxygénation ; celle-ci n'existe pas plus que l'oxydation imparfaite ; c'est la nutrition qui est forcée, et non l'absorption d'oxygène.

Pettenkoffer et Voït ont démontré, en effet, que chaque fois qu'on fait usage d'un aliment trop azoté, on absorbe une plus grande quantité d'oxygène, et celle-ci est suffisante pour brûler entièrement les composés albuminoïdes, et les transformer en urée sans s'arrêter à la formation des degrés intermédiaires comme l'acide urique. Il s'établit une sorte d'incommodation entre l'alimentation albuminoïde et la proportion d'oxygène absorbée. Il n'est pas nécessaire d'invoquer une suroxygénation pour expliquer ce qui se passe en pareil cas. L'urée monte de son chiffre normal qui est de 23 par litre d'urine, à 60 et même 80 en proportion exacte des aliments albuminoïdes ingérés.

Que devient pendant ce temps, l'acide urique? Son chiffre normal est de 0,50 à 0,80 pour 100 grammes d'urine.

Sous l'influence d'un régime fortement azoté, c'est à peine s'il augmente de 10 ou de 20 centigrammes ;

la formation de l'acide urique est donc jusqu'à un certain point, indépendante de l'azote consommé et de l'oxygène absorbé, elle reste à peu près immuable. Mais il y a cette différence entre l'urée et l'acide urique, c'est que l'urée passe par les urines, et que l'autre, s'éliminant en petites quantités, doit naturellement augmenter dans le sang ou dans les tissus : il doit y avoir uricémie ou une imprégnation urique des éléments de l'organisme. Voici maintenant un autre genre d'alimentation qui est plus apte encore à favoriser la formation de l'uricémie. L'alimentation en effet la plus préjudiciable et la plus propre à développer la goutte, est une alimentation azotée abondante, combinée avec le sucre, la gélatine, la graisse, en pareil cas, l'absorption d'oxygène étant normale, ces substances additionnelles accaparent, pour leur propre compte, une certaine quantité d'oxygène qui devait augmenter les combustions, et par conséquent la formation de l'urée, en proportion des aliments albuminoïdes ingérés.

Tous les aliments non azotés ont pour fonction d'empêcher, jusqu'à un certain point, l'usure des tissus corporels, ce sont des aliments d'épargne pour l'organisme. Ainsi, dans ces conditions, les albuminates restent, jusqu'à un certain point, intacts ; la nourriture azotée et mélangée profite outre mesure, il y a un excès de nutrition, sans qu'il y ait cependant un excès d'oxydation. En effet, l'urée ne varie plus dans la même proportion que par l'alimentation trop exclusivement albumino-fibrineuse, et l'acide urique continue à se former et à rester immuable.

Comment se fait donc l'uricémie, c'est à dire la goutte ? L'acide urique s'élimine par les urines en quantité faible et presque toujours à peu près égale, mais quelle que soit son augmentation, il se trouve toujours accompagné par des produits de dénutritions analogues. La fonction urique reste intacte ou elle augmente, et sa plus légère excitation se traduit par l'uricémie, c'est-à-dire par la goutte.

Je sais bien que cette manière de comprendre l'uricémie est tablée sur des infiniment petits, et que la quantité elle-même d'acide urique dans le sang et dans les urines est toujours très restreinte, comparée à celle de l'urée. Mais son action nocive commence dès qu'il cesse d'être soluble, et c'est ce qui a lieu quand l'alcalinité du sang est amoindrie, dès qu'elle est troublée par la formation d'autres acides organiques, comme l'acide oxalique ou oxalurique, comme l'acide lactique, et en outre par la désintégration des phosphates et sulfates qui entrent dans la composition des albuminates. Voici une dernière preuve de l'immutabilité de la fonction urique, et cette preuve que nous avons à peine indiquée est décisive.

Injectez, dit Germain Sée, de l'acide urique dans le sang d'un chien, cet acide se transforme partiellement en urée (Frerichs et Wolher) ; mais comment se fait-il que l'animal continue à éliminer encore de l'acide urique dans les urines et n'y a-t-il pas transformation totale en urée ? La réponse est celle-ci : c'est que la fonction urique qui appartient à tous les tissus, peut-être plus à certains organes, comme la rate et le foie, reste normale, est irréductible, qu'elle est favorisée par un régime riche en azote et graisse, et par le développement d'autres acides qui lui enlèvent sa solubilité. L'uricémie est donc dépendante de l'alimentation, mais indépendante de l'oxygénation. — On a bien dit qu'elle est souvent le résultat d'un défaut d'air, et que par des exercices musculaires, ou par la vie au grand air, on favorise l'entrée de l'oxygène dans le sang, par conséquent la combustion complète des principes albuminoïdes et la transformation de l'acide urique en urée. Mais on sait l'influence absolument négative de l'action musculaire sur la formation de l'urée, et plus encore sur le développement de l'acide urique. Je me résume en disant que l'uricémie est une question de chimie biologique et d'hygiène alimentaire. On devient goutteux, abstraction faite de l'hérédité par trois raisons : 1° la propriété des tissus ou des cellules vivantes de former de l'acide urique, c'est-à-dire que la fonction urique est déviée de son type normal ; ce n'est pas la nutrition qui est déchue ni augmentée, c'est toute la fonction chimique de l'acide urique, qui, avec ces préliminaires et avec toute la série progressive des transformations xantiques, se trouve défectueuse, viciée ; 2° l'alimentation albumino-graisseuse sert de substratum à ces productions anormales ; sans cette circonstance, le trouble chimique ne saurait que difficilement s'exercer ; 3° une fois l'acide urique formé, il peut, ne trouvant pas de dissolvant, se déposer dans les tissus articulaires ou dans les organes internes.

TROISIÈME PARTIE

TRAITEMENT DE L'ARTHRITISME

Chapitre XII

TRAITEMENT DU RHUMATISME

RÈGLES GÉNÉRALES. — HYGIÈNE GÉNÉRALE DU RHUMATISME. — RHUMATISME AIGU. — RHUMATISME CHRONIQUE. — RHUMATISME CHRONIQUE DÉFORMANT OU NOUEUX.

RÈGLES GÉNÉRALES

Qu'on attribue ou non l'arthritisme au ralentissement de la nutrition il faudra chercher :

1° *A diminuer la production de l'acide urique;*

2° *A dissoudre et éliminer l'acide urique produit en excès.*

La diminution de la production de l'acide urique peut s'obtenir soit en élevant le chiffre de l'urée, soit encore en favorisant dans la décomposition des aliments azotés, la formation de corps plus solubles que l'acide urique : l'acide hippurique par exemple.

La plupart des prescriptions hygiéniques que l'on fait aux arthritiques ont pour but d'élever le chiffre de l'urée, en accélérant les oxydations et les mutations nutritives de l'organisme. Quant à l'augmentation de l'acide hippurique, il est facile de l'obtenir en administrant de l'acide benzoïque ou un benzoate. La réaction qui se passe in vitro prouve cette transformation.

L'emploi de l'acide benzoïque a de plus un effet antiseptique toujours très utile chez les malades prédisposés aux fermentations gastro-intestinales, aux suppurations chroniques, aux infections biliaires et urinaires.

L'autre but à atteindre dans le traitement des maladies par ralentissement de la nutrition est d'assurer la dissolution et l'élimination de l'acide urique déjà formé et toujours en excès dans les humeurs des ralentis de la nutrition, les gravelleux et les goutteux. C'est ici que la médication alcaline s'impose, nous allons voir laquelle il faut choisir et quelle direction il convient de lui donner.

Une médication alcaline rationnelle n'est pas si facile à instituer qu'on pourrait le croire.

Le premier grand alcalin auquel on pense tout d'abord est le bicarbonate de soude que renférment beaucoup d'eaux minérales préconisées contre l'arthritisme, mais cette médication a besoin d'être maniée avec une extrême délicatesse. Certes, on peut taxer le jugement de Trousseau d'exagération lorsqu'il accusait le bicarbonate de soude de produire l'anémie, les hémorragies et tout le cortège des maux qu'on attribuait à la prétendue dissolution du sang. Il n'en est pas moins vrai que son usage immodéré et même passager détermine brusquement une alcalinité exagérée des urines dont la conséquence immédiate est la précipitation des phosphates terreux. C'est là un très fâcheux inconvénient pour les voies urinaires, surtout lorsqu'elles sont déjà traversées par des concrétions uriques ou oxaliques, celles-ci se revêtant alors d'une couche calcaire (Bouchardat).

Il faut donc recourir à une médication modérément alcaline.

A cet effet la médecine possède depuis longtemps un médicament éprouvé, nous voulons parler de la lithine que les recherches de Lipowitz d'abord, puis de Ure ont placé au premier rang des médicaments alcalins. Garrod employa le premier, les propriétés alcalines de la lithine. Après expérimentation, il l'utilisa pour dissoudre les concrétions d'acide urique et d' urate de soude dans le traitement de la gravelle et de la goutte.

A cette action alcaline dissolvante, la lithine joint des propriétés diurétiques, lavant les reins et la vessie, très nettes dont les effets seront toujours des plus utiles chez les arthritiques pour favoriser l'élimination des déchets plus ou moins toxiques de l'élaboration insuffisante des substances nutritives.

Les sels de lithine, entre autres le carbonate de lithine qui a été le premier expérimenté, ont l'inconvénient de n'être pas très solubles puisqu'il faut un litre d'eau pour en dissoudre 12 grammes, mais si l'expérience se fait en présence d'un excès d'acide carbonique, la solubilité est beaucoup plus grande puisque 53 grammes du même sel sont dissous par la même quantité d'eau. C'est justement cette possibilité d'augmenter la dissolution des sels de lithine au moyen de l'acide carbonique, qui a fait répandre l'usage des préparations effervescentes.

Cette effervescence presque toujours exagérée est nuisible et elle est souvent le point de départ de malaises et de troubles stomacaux chez ceux qui en usent. Ces troubles stomacaux ont le plus funeste effet chez des malades déjà prédisposés à la dyspepsie par leur diathèse, cette dyspepsie (et les fermentations acides qui l'accompagnent) étant à elle seule capable de provoquer les troubles organiques de l'arthritisme (Bouchard).

Les différents médicaments qui ont été proposés jusqu'à maintenant soit contre l'arthritisme, soit plus spécialement contre la gravelle et la goutte, offrent tous l'inconvénient de ne pas répondre entièrement au double but que doit se proposer toute médication antiarthritique, les uns sont inactifs, les autres sont trop alcalins et nous avons montré les dangers d'une alcalinisation trop intense, les derniers enfin trop effervescents et par conséquent nuisibles. Il n'y a donc qu'à prendre une moyenne, et un régime alimentaire déterminé.

HYGIÈNE GÉNÉRALE DU RHUMATISANT

Dans ses *Excellentes consultations pour les arthritiques* déjà citées, le Dr H.-L.-E. Monnet préconise l'aguerrissement de l'enfant au froid par l'hydrothérapie, l'exercice, qu'il soit ou non de souche arthritique. On pourra se servir aussi du gant de drap ou de flanelle imbibé du mélange suivant pour lui frictionner le dos ou les reins :

Essence de Wintergreen . .	5 gr.
Acide salicylique	2 —
Alcoolat de lavande . . .	ãã 100 —
— de romarin . . .	

La vie au grand air, les vêtements amples et chauds éviteront toute cause de refroidissement ou rendront robuste.

L'adulte fera de même pour l'exercice, le vêtement et l'hydrothérapie ou les frictions.

L'existence d'un rhumatisant devra être des plus réglées. Les veillées, les soirées devront être évitées ; à supprimer aussi les vins généreux, le champagne et tous les alcools quels qu'ils soient, enfin tout ce qui, pour le Dr Pascault constitue la suralimentation. Avec les auteurs, le Dr Monnet proscrit les épices, la bonne chère, les viandes marinées ou faisandées, les poissons de mer, les gibiers, les salaisons. Boire aux repas des eaux alcalinisées. Eviter le café, le tabac, tous les excitants.

Coucher dans un lit sans rideaux. Exclure la plume et les édredons. Tenir le ventre libre.

Le rhumatisant veillera aussi à éviter les refroidissements plus que quiconque. Pourquoi? Est-ce que c'est le froid qui engendre le rhumatisme? Au sens vrai des choses, non. Un tempérament rhumatisant doit éviter le froid parce que cet agent provoque un appel fluxionnaire du côté des jointures, de la peau, du poumon, de tous les organes, parce qu'il provoque un état de misère physiologique qui permet l'évolution du microbe latent dans l'organisme.

Si le froid provoquait le rhumatisme à lui tout seul, tous ceux qui s'y exposent attraperaient des douleurs, comme on dit couramment. Mais pour attraper des douleurs, il faut avoir en soi le germe rhumatismal à l'état de puissance, et le froid surexcite cette puissance.

RHUMATISME AIGU

On a recommandé contre l'état rhumatismal les alcalins, c'est-à-dire le bicarbonate, le benzoate de soude, les phosphates basiques (chaux, soude, magnésie), ou mieux, les deux associés.

Dans le rhumatisme articulaire aigu, il demeure bien entendu, que le malade est entre les mains du seul médecin et doit s'en rapporter exclusivement à lui qui surveille et dirige le traitement.

Le traitement spécifique du rhumatisme aigu, des

douleurs, c'est la médication salicylée, acide salicyque et salicylate de soude. Germain Sée le mit au jour en 1877 et l'administra à la dose quotidienne de 4 à 10 grammes, en continuant de le donner plusieurs jours après, une quinzaine environ.

Mais ce qu'il faut que l'on sache bien, c'est que la médication salicylée n'agit que dans les cas aigus de rhumatisme et qu'elle n'a qu'une action relative dans le rhumatisme chronique ou même dans certaines formes de rhumatisme torpide, insidieux, sans symptômes éclatants. « Plus le rhumatisme est franchement aigu, a dit Dujardin-Beaumetz, plus est certaine l'action de la médication salicylée. »

Il ne faut pas oublier dans le rhumatisme, la médication locale de la douleur au siège même du mal. Le professeur Bouchard, ne démontrait-il pas au Congrès du Caire à propos du rhumatisme précisément, que la médication locale était peut-être la plus précise et la plus sûre, qu'il s'agisse du rhumatisme ou d'autres affections, c'est un peu la diminution de la théorie microbienne par trop envahissante et souvent égarant la thérapeutique par une médication générale intempestive.

La révulsion à la teinture d'iode constitue un moyen excellent.

On immobilisera le membre atteint et on fera des onctions avec des liniments calmants ou des pommades anesthésiques.

Voici quelques formules de ces liminents :

Extrait de jusquiame . . .	ââ 3 gr.
— de belladone. . . .	
— de ciguë	4 —
Vaseline.	40 —

Ou encore :

Laudanum	ââ 30 gr.
Chloroforme	
Huile de jusquiame	
Baume tranquille.	

Ou encore :

Huile de camomille. . . .	ââ 80 gr.
— de jusquiame. . . .	
Baume tranquille	5 —
Camphre.	

Ces médicaments seront appliqués sur la région malade après que celle-ci aura été lavée et décapée à l'eau savonneuse chaude ; on recouvrira la région d'ouate et on maintiendra le parsement à l'aide d'une bande un peu serrée.

Enfin, les tisanes sudorfiques chaudes, la bourrache, la bryone, le frêne, le jaborandi pourront être avantageusement employées.

La galvanisation positive de la région donne d'excellents résultats.

Dans les cas de rhumatisme aigu, si c'est possible, dans les cas de rhumatisme modéré toujours, des frictions et des onctions chaudes, des bains de vapeur locaux de préférence à cause de l'état du cœur, des bains sulfureux. Dans la méthode par les bains, suivons bien les préceptes de Lassègue qui recom-

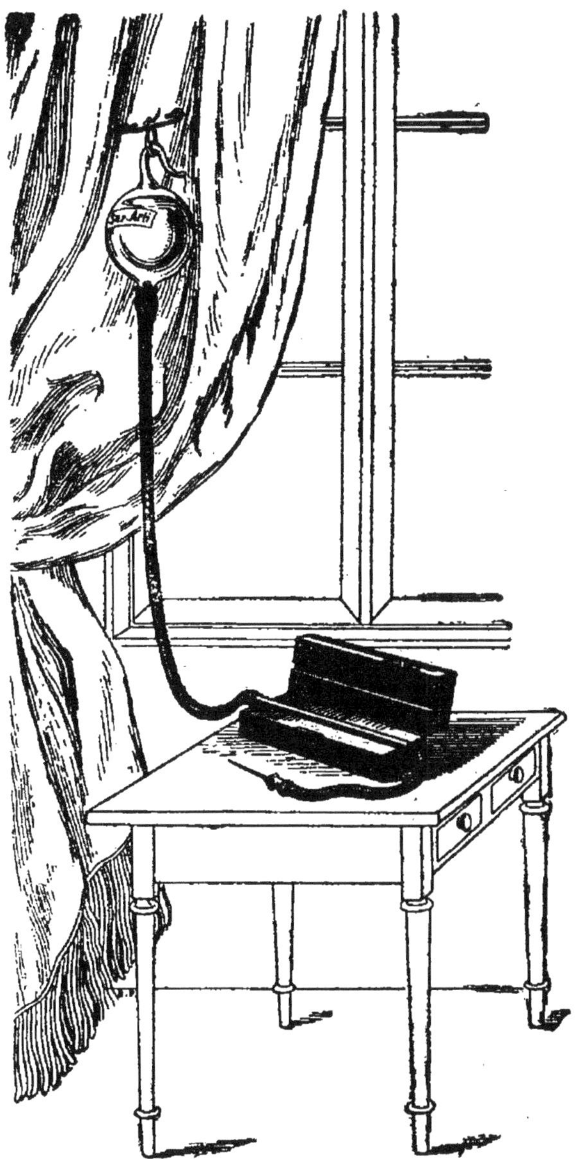

Fig. 1. — Injection de sérum naturel.

mande d'élever la température pendant que le malade y est plongé, de façon que la température du bain à la sortie du patient, soit toujours plus élevée qu'à son entrée.

Les complications viscérales (cœur, poumons, etc., ou cérébrales) du rhumatisme appartiennent au pur domaine médical. S'il y a coma on recourra à l'injection de sérum naturel (fig. 1). MM. Chesretin et Lematte ont une ampoule s'accrochant aux rideaux, se chauffent sur son trajet et s'injectant automatiquement aux malades.

RHUMATISME CHRONIQUE

L'hygiène est celle de l'arthritique et du rhumatisant ordinaire, et la crainte du froid est le commencement de la sagesse.

Le rhumatisme chronique ne ressemble pas absolument à la goutte quoique de même famille, et le rhumatisant chronique pourra prendre, à l'inverse du goutteux qui lui n'est pas anémié, une nourriture substantielle, des viandes rouges, du vin, ce que ne prendra pas le goutteux.

Du plein air, de l'exercice surtout !

Au point de vue interne le rhumatisant chronique prendra de l'arsenic, soit à l'intérieur (*pilules de Dioscoride*, une matin, midi et soir ; on augmentera jusqu'à 4 et 5 pour arrêter et recommencer s'il y a lieu), soit en bains (1 à 8 grammes d'arséniate de soude par bain). L'iode et les iodures sont d'excellents médicaments. On donnera la teinture d'iode en nature, de 10 gouttes à 2 et 3 grammes par jour, d'après Lasègue, dans un peu d'eau ou dans le vin d'Espagne aux repas. La dose maximum pour Monnet est de 15 gouttes trois fois par jour. Ou bien on donnera de 1 à 3 grammes d'iodure de potassium et de sodium associés dans la formule suivante :

Iodure de potassium . . . }	ãã 10 gr.
— de sodium . . . . }	
Eau distillée	300 —

Une cuillerée à soupe (1 gramme) deux à trois fois par jour dans un peu de café.

Le salicylate de soude, en cas d'exacerbation des douleurs trouvera aussi son emploi (1 à 4 grammes).

Comme traitement externe, des bains de vapeur russes (la tête hors du bain), des bains arsenicaux ou sulfureux.

L'électricité, le massage, la lumière bleue ou ultraviolette sont ici des agents physiques de toute première importance, employés soit seuls, soit de préférence ensemble.

On dirige la lumière (fig. 2) sur la région articulaire ou viscérale douloureuse. La lampe placée au foyer du miroir parabolique est bleue. S'il y a simplement atonie, déformation et dénutrition, la lumière sera rouge.

Les courants continus à grandes intensités sur

les articulations prises ont donné à Foveau de Courmelles, Lévêque, d'excellents résultats. Le Dr Lévêque (thèse de Lyon, 1903) préfère le pôle négatif sur la région malade.

Les médications calmantes locales, telles que les pommades anesthésiantes seront indiquées en cas de douleurs, et aussi les révulsifs : teinture d'iode, coton iodé, frictions térébenthinées, pointes de feu.

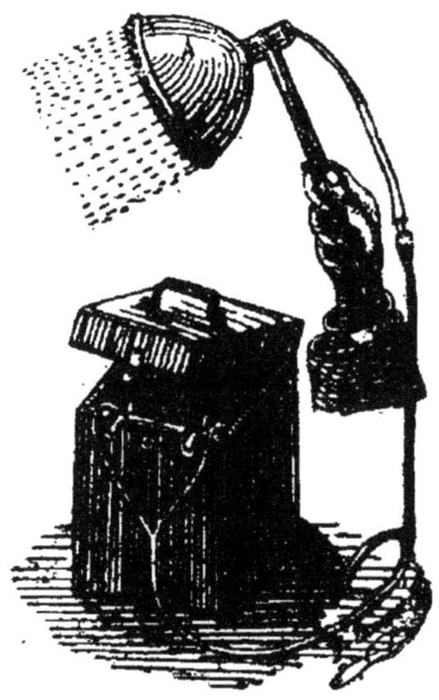

Fig. 2. — Application de la lumière.

Enfin la *médication thermale*. Les eaux à thermalité élevée sont surtout recommandables, Plombières (rhumatisants, lymphatiques et anémiques), Aix (rhumatisants congestifs), Dax avec ses boues (rhumatisants chroniques).

Signalons encore Luxeuil, Néris, Châteauneuf (Puy de-Dôme), Chaudes-Aigues, Bains (Vosges), Bourbon-l'Archambault.

Abandonnée à elle-même, cette affection aboutit à des infirmités durables ; traitée avec quelque patience par le massage, l'électricité, les bonnes conditions hygiéniques, les toniques (huile de foie de morue, sirop d'iodure de fer, arsenic), elle aboutit à des guérisons presque intégrales et absolument inespérées.

Cette efficacité du traitement offre donc un très grand intérêt.

RHUMATISME NOUEUX

Les topiques locaux proposés, dit le Dr A. Plicque, contre le rhumatisme sont très nombreux. Au moment des poussés douloureuses et surtout des recrudescences survenues sous l'influence de la médication arsenicale, Guéneau de Mussy employait le liniment suivant :

Extrait de belladone. . . .	ââ 1 gr.
— de ciguë	
— de jusquiame . . .	
— thébaique.	
Axonge	60 gr.

« Teissier et Roques regardent les pommades au dermatol comme particulièrement utiles pour modérer l'inflammation et la douleur. La dose usuelle est de 5 grammes de dermatol (gallate de bismuth) pour 25 grammes de vaseline.

Dans les périodes d'accalmie, les pommades à la pilocarpine sont un bon moyen de sudation locale et d'assouplissement. Le coton au jaborandi, d'un emploi malheureusement peu répandu, et qu'il est difficile de se procurer, constitue aussi un très bon moyen d'enveloppement local. Les cataplasmes de sable fin chauffé, les sachets de balle d'avoine chauffée agissent également en entraînant une sudation locale ; Constantin Paul employait souvent dans son service de simples briques chaudes. Celles-ci étaient mises dans une petite cage de bois grillagé pour être maintenues à distance et éviter tout contact direct et toute brûlure.

« Les bains de vapeur, les bains d'air chaud et les bains térébenthinés, les fumigations de genièvre sont aussi avant tout des moyens sudorifiques. Lasègue attribuait peu d'importance à la composition même du bain ; les bains alcalins, sulfureux, arsenicaux, les bains de sublimé lui semblaient agir de même et les bains à l'arsenic et au sublimé donnaient de temps à autre l'ennui d'une intoxication légère. Tout pour lui, dans l'action des bains, était avant tout question de température ; l'essentiel était d'arriver à faire supporter par le malade des températures élevées, 40°, 42°, 45° même. On y parvient par une accoutumance graduelle. La durée sera seulement de quelques minutes au début, elle croîtra avec la tolérance. Les bains seront donnés tous les deux jours seulement ; leur emploi sera réservé aux périodes de rémission ; il est utile pendant le bain de mouiller la figure du malade avec un peu d'eau à peine tiède donnant une sensation de fraîcheur, mais non froide. Chaque bain doit être suivi de deux heures de repos dans un lit bien chauffé.

« Les tentatives chirurgicales pour le redressement des déformations ont en général donné de mauvais résultats ; elles doivent être conduites avec beaucoup de prudence. Le massage lui-même doit être très modéré, mais conduit avec prudence ; les exercices de gymnastique, les mouvements passifs imprimés aux articulations sont un moyen très puissant contre l'ankylose. Sydenham avait déjà remarqué que l'exercice faisait souvent disparaître la rigidité.

« La compression est particulièrement utile au moment des poussées subaiguës. La compression ouatée est d'un emploi particulièrement commode. Garrod employait beaucoup la compression par des bandelettes adhésives, soit d'emplâtre de gomme ammoniaque, soit d'emplâtre de savon et de litharge. Aux doigts, ces bandelettes adhésives sont un bon moyen de lutter contre la déformation.

« A condition de réserver leur emploi aux périodes torpides, les courants continus constituent peut-être le meilleur des moyens locaux. Le mieux est d'appliquer le pôle positif sous forme d'une large plaque au niveau des jointures douloureuses. Le pôle négatif est appliqué sur le rachis, tantôt à la région cervicale (rhumatisme prédominant des mains), tantôt à la région lombaire (rhumatisme prédominant des membres inférieurs). L'intensité ne dépassera pas huit à dix milliampères. Ce moyen, on le voit, cherche à agir à la fois sur les jointures et sur la moelle. Il se rapproche de la cautérisation ponctuée faite à distance le long du rachis, moyen préconisé par Besnier et qui donne parfois de très bons résultats.

« Parmi les médicaments internes, l'iode doit être signalé au premier rang. Lasègue lui attribuait même contre les douleurs et la déformation une sorte d'action spécifique. Il prescrivait la teinture à dose de huit gouttes à chaque repas. Cette dose était graduellement augmentée jusqu'à cent gouttes et plus par jour. La teinture d'iode était donnée dans du vin d'Espagne, qui en masque assez bien la saveur. Le café constitue également un bon véhicule. Malgré cette précaution de la diluer, malgré la précaution de la donner aux repas, elle détermine souvent des accidents gastro-intestinaux. Chez la plupart des malades, la dose de soixante gouttes par jour est difficilement dépassée. L'iodisme proprement dit est assez rare; Lasègue insistait sur l'absence d'amaigrissement et d'ivresse iodique. Mais en dehors des vomissements, de la diarrhée, de la gastralgie, existe un signe d'intolérance important à connaître : c'est le gonflement douloureux des parotides, glandes salivaires placées non loin des oreilles. Ce gonflement est parfois très précoce.

« L'iodure de potassium à hautes doses, 2 et 4 grammes par jour, a été surtout préconisé par Lancereaux. Suffisamment continué, il pourrait amener la résolution des ostéophytes récents, des corps étrangers articulaires et même des scléroses tendineuses et aponévrotiques en voie de formation.

« De toutes les autres combinaisons iodiques, les plus employées dans le rhumatisme chronique sont l'iodure de sodium, l'iodure d'amidon, l'iodure de fer. L'iodure de sodium se donne à faibles doses (0 gr. 10 par jour), longtemps continuées. Il est fréquent de voir au début quelques accidents d'intolérance : enchifrènement, irritation conjonctivale, acné; mais l'accoutumance survient en général assez vite. Les bains, le régime lacté partiel facilitent la tolérance. L'iodure d'amidon offre cette propriété de pouvoir être donné à doses considérables, jusqu'à 40 grammes par jour; la dose usuelle est de deux à trois cuillerées à bouche du sirop suivant :

Iodure d'amidon soluble	25 gr.
Eau	325 —
Sucre.	650 —

« L'iodure de fer, enfin, est souvent indiqué en raison de l'anémie des malades; le sirop se donne comme le précédent à la dose de deux ou trois cuillerées à bouche par jour. D'après Teissier et Roques, l'iodure de lithine, enfin, à dose de 0 gr. 40 à 0 gr. 60, a parfois une action favorable là où les autres préparations ont échoué. Des malades impotents, cloués au lit depuis des années, peuvent, après quinze ou dix-huit mois de traitement retrouver l'usage relatif de leurs membres. L'iodure de lithine, pour être bien toléré par l'estomac, doit être de préparation déjà ancienne; c'est dans un verre d'eau gazeuse qu'il est pris le plus facilement.

« L'arsenic est, avec l'iode, le médicament classique du rhumatisme noueux. Charcot recommandait avec raison de le réserver aux cas relativement récents; il déconseillait son emploi chez les sujets très âgés : la dose de deux à six gouttes de liqueur de Fowler à chaque repas est suffisante. La tolérance est plus certaine en donnant ces gouttes un peu avant le repas. Presque toujours la médication produit au début une recrudescence des douleurs ; il peut même survenir une poussée d'arthrite subaiguë avec rougeur et gonflement. Ce réveil de l'inflammation locale est un indice plutôt favorable ; par contre, s'il survient des nausées, de la gastralgie, de la diarrhée, de la toux sèche, de la congestion oculaire, de la céphalée, de l'engourdissement des membres, on doit suspendre la médication.

« L'action du gayac, un peu délaissé aujourd'hui, se rapproche de celle de l'arsenic. Ce médicament produit lui aussi au début une recrudescence des douleurs locales. La tisane de gayac (60 grammes de bois en décoction pendant une heure dans un litre d'eau) est un assez bon sudorifique ; elle ne renferme qu'une très petite quantité de l'extrait. La teinture, beaucoup plus riche en principes actifs, se donne à la dose de vingt à quarante gouttes par jour.

« Le salicylate de soude est à peu près sans action ; tout au plus peut-il rendre quelques services au moment des poussées subaiguës. Le salicylate de lithine employé par Garrod paraît en général préférable ; la dose usuelle est à chaque repas une cuillerée à dessert de la solution au trentième.

« Le colchique peu employé en France est vanté par Eichhorst. Ce dernier donne trois fois par jour vingt gouttes de la solution suivante :

Teinture éthérée d'aconit	ãã 10 gr.
— de semences de colchiques.	

« Cette médication très active devra être réservée aux périodes d'exacerbation ; son action sera, surtout en cas d'insuffisance rénale — et la néphrite interstitielle n'est pas très rare chez les sujets atteints de rhumatisme chronique déformant, — soigneusement surveillée.

« Les conditions sociales des malades empêcheront trop souvent de recourir à la précieuse ressource du traitement thermal. Les résultats remarquables que donnent les eaux chlorurées sodiques ou sulfureuses (Bourbon-l'Archambault, Bourbonne, Balaruc, Barèges, Luchon) et les bains de boues (Saint-Amand, Dax, Barbottan) doivent être réservés aux périodes torpides. Au voisinage des poussées aiguës, on préférerait les eaux moins excitantes de Néris, de Luxeuil ou de Lamalou. » (A. Plicque.)

11

Chapitre XIII

TRAITEMENT DE LA GOUTTE

HYGIÈNE DU GOUTTEUX. — TRAITEMENT DE L'ATTAQUE AIGUE. — TRAITEMENT DE LA GOUTTE CHRONIQUE. — TRAITEMENT ALIMENTAIRE DES GOUTTEUX, EN GÉNÉRAL ET DES GOUTTEUX ARTICULAIRES. — RÉGIMES DE FÉCULES AZOTÉES. — LÉGUMES HERBACÉS.

HYGIÈNE DU GOUTTEUX.

Les goutteux, lors de leurs souffrances, essaient tous les médicaments. Que de fois trompés, ils arrivent au scepticisme voisin du désespoir et qui les mène sûrement à leur perte.

Voudront-ils, dit Monnet, nous permettre de leur donner un conseil? Le traitement de la goutte n'est pas seulement affaire de pharmacie, mais encore affaire de régime. On raconte que Chomel, consulté par un financier tenaillé par la goutte, lui fit un jour, impatienté de ses doléances contre la médecine, l'ordonnance suivante : « Vivre avec trois francs par jour et les gagner. » Sous sa forme brutale, cette prescription contient un grand enseignement ; pour se guérir de la goutte il faut vivre sobrement et hygiéniquement.

Chez l'enfant : Surveiller son alimentation et sa

croissance, régime léger plus riche en légumes qu'en aliments azotés, combattre la constipation, faire fonctionner la peau, soit par des frictions sèches, soit par des lotions froides ou des bains répétés, activer les combustions par des exercices réguliers et sans fatigue.

Surveiller surtout l'adolescence. Le collège, l'internat ne sont guère faits pour les goutteux.

Voici à propos de l'enfant goutteux héréditaire, ce qu'en écrit le Dr Dedet dans un article fort remarquable :

« On retrouve l'influence de l'hérédité chez la moitié des goutteux environ. Ce triste héritage vient, le plus souvent, du père ; il peut être indirect ou direct, c'est-à-dire que le goutteux peut engendrer un diabétique, un graveleux, un albuminurique, un obèse, un eczémateux ou un goutteux franc. Toujours est-il que l'arbre portera les fruits de son espèce. » Nous faisons nos réserves sur cette hérédité inéluctable (?) et renvoyons à la pathogénie.

C'est sur ces rejetons de goutteux à modalité et à manifestations si diverses, petits goutteux ignorés, auxquels on fait subir tant de médications intempestives et nuisibles, que je veux attirer l'attention, et c'est à eux, aux leurs surtout, que je veux donner un conseil utile.

« Le père goutteux va à sa station et la mère, la plupart du temps, entraîne à la plage pour le relever, le tonifier, le malheureux enfant, pour lequel l'atmosphère marine est pernicieuse. Elle n'est pas coupable cette mère, personne ne lui a dit peut-être que son enfant était goutteux, personne ne lui a déconseillé l'air de la mer ; heureux si on ne le lui a pas conseillé.

« Et cependant l'enfant est goutteux, goutteux à sa manière, goutteux comme on l'est à son âge ; pour un œil exercé, il a les stigmates de la goutte, c'est un terrain goutteux ; on peut même en faire scientifiquement la preuve.

« N'arrive-t-il pas à ce charmeur d'avoir, par intermittence, des inégalités incompréhensibles d'humeur, de traverser des périodes de bouderie, de colère, de caractère insupportable à tous et dont tous s'étonnent ? Assurément si. Faites, à ce moment, analyser ses urines, vous y décélerez un excès d'acide urique ou la présence d'oxalates ; uricémique, oxalurique, intermittent, passager ou constant, c'est-à-dire graveleux, c'est un terrain goutteux.

« Si ce n'est pas son humeur qui a changé, c'est son petit tube digestif qui lui joue des tours, qui fonctionne mal entre des périodes de digestion parfaite ; il a des poussées de dyspepsie, de gastralgie, un appétit capricieux, des somnolences ou de l'excitation.

« Parfois ce sont des migraines qui l'assaillent à l'heure où on y pense le moins, migraines qui se jugent par une débâcle intestinale ou urinaire à laquelle ni lui, ni les siens ne prêtent attention. Que d'autres modalités à cette diathèse arthritique ! Ce bel enfant à embonpoint exagéré, rose, joufflu, ce gros appétit, à digestions bonnes, dont on envie la santé, mais c'est un goutteux de race, la plupart du temps goutteux indirect, mais goutteux; et parfois, à cet aspect florissant correspond un taux notable de sucre dans les urines. C'est un terrain qu'il faudra remuer, drainer, changer si nous voulons que la diathèse ne serévèle plus âpre et plus maligne.

« Mes conclusions, vous les demandez, les voici; elles sont en même temps le conseil :

« Pas de bord de mer pour ces petits bourgeons arthritiques, l'air salin ne fera que les exciter, les priver de sommeil, etc., etc.. au lieu de leur bénéficier.

« Ce qui leur est nécessaire, après avoir pris l'avis du médecin traitant, le médecin de la famille surtout (s'il en existe encore), c'est la médication hydro-minérale, moins énergique, plus tempérante, plus variée, plus dosée, parce qu'elle l'est par la nature plus que les autres médications. Notre petit malade est justiciable de la médication hydro-minérale qui a, pour guérir, des raisons que la raison humaine ignore en partie.

« Ce n'est pas telle ou telle station que je vous vante ou vous recommande, car c'est la manifestation qui fait l'indication, j'ajoute même que, parfois, il y aura tâtonnement avant de trouver la bonne. Mais ce que je puis dire, c'est que la place de l'enfant est près de son père, dans sa station, plutôt qu'à la plage avec sa maman. »

Chez l'adulte. — Etre sobre, c'est là le grand point.

Voici sous forme synoptique, ce qui est permis et défendu dans l'alimentation des goutteux :

Produits interdits. — Boissons alcooliques de haut degré. Vins de Bourgogne rouges. Vins du Rhin ou de la Moselle. Vins de liqueurs. Cidre. Sucre et sucreries. Confitures. Pâtisseries. Rhubarbe. Tomates. Aperges. Oseille. Ail. Champignons. Truffes. Gibier. Poissons de mer. Viandes noires ou faisandées. Viandes salées. Coquillages.

Produits autorisés. — Vins de Bordeaux rouges et blancs. Vin de Bourgogne blanc. Vin de Hongrie pris très modérément. Salsifis. Artichauts. Céleri. Oignons. Betteraves. Navets. Carottes (petite quantité). Pois frais ou secs. Haricots. Pommes de terre en robe de chambre (éviter les pommes frites). Laitue (en salade seulement). Riz. Tapioca. Viandes rouges (en quantité modérée). Viandes blanches.

D'une façon générale, insister sur le régime végétal plutôt que sur les viandes.

Le goutteux vivra le plus possible en plein air ; sa vie devra être très active ; il marchera beaucoup. Dès bains fréquents lui seront utiles ; il devra se coucher de bonne heure dans un lit bien aéré, sans rideaux.

Boissons. — Vin blanc léger coupé d'eau. Pas de vin rouge, surtout de vin rouge du Midi. Chez les congestifs, boire de préférence des eaux faiblement minéralisées (Evian, Contrexéville et Martigny-les-Bains).

Pas de fatigues, de nuits passées, de surmenage.

TRAITEMENT DE L'ATTAQUE AIGUE

Des compresses fraîches de 25 à 30°. Séjour au lit dans une chambre bien aérée et de bonne température. Diète lactée. Tisane de chiendent et de camomille avec un quart de cuillerée à café de boisson alcaline.

Oindre les articulations malades avec un liniment calmant, comme dans le rhumatisme, et envelopper d'ouate.

Le soir, prendre de 1 à 4 cachets de 0,50 de sulfonal, trional ou véronal, un toutes les heures.

Repas composé d'œufs, de purée de légumes secs, de lait, de légumes verts cuits.

TRAITEMENT DE LA GOUTTE CHRONIQUE

Hygiène alimentaire sévère et continue. Entretenir quotidiennement la liberté du ventre.

Par intervalles réguliers (20 jours par mois) prendre une cuillerée à café de boisson alcaline.

Prendre, s'il y a dyspepsie, suivant les indications, quassine, strychnine ou bien acide chlorhydrique, de la dyspeptine (suc gastrique de porc extrait par le Dr Hepp, fig. 3).

S'il y a des gaz, chose très fréquente chez les goutteux, prendre de la tisane de fenouil, de cumin, de carvi...

Frictions, massage, électrisation pour appeler le sang aux jointures chez les anciens goutteux. Stations minérales (Bourbonne-les-Bains, Bourbon-l'Archambault, Aix, Luchon).

Les goutteux gras sont des prédisposés à l'albuminerie, au diabète, à l'obésité. Chez eux il faut prescrire de l'exercice, du massage, supprimer les graisses et les féculents ; beaucoup de végétaux ; modérer les boissons, prescrire Vichy. En cas d'oppression et

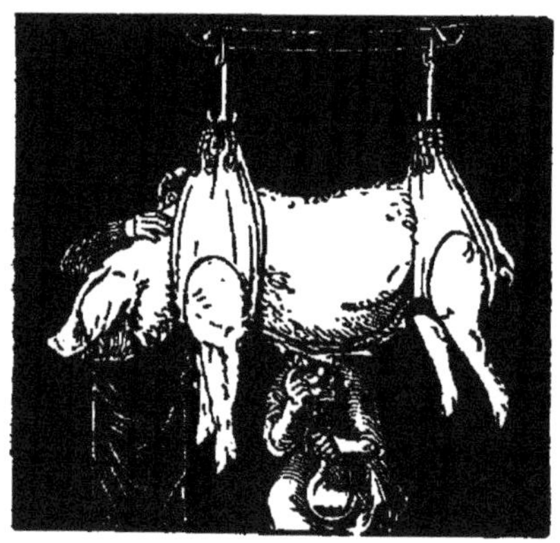

Fig. 3. — Préparation du suc gastrique naturel du porc.

d'asthme, iodure de lithium, de sodium ou de potassium (Eaux de la Bourboule, de Royat, du Mont-Dore). Chez les goutteux à manifestations diverses et fluctuantes, susceptibles de se congestionner facilement du côté du foie, du poumon, il y a lieu de ne pas traiter trop vite soit les eczémas ou maladies de peau, soit même les manifestations articulaires qui peuvent être des dérivatifs momentanés excellents.

Traitement hydro-minéral (d'après Rendu, *Eaux*

lixiviantes : Evian, Contrexéville, Vittel, Martigny). Vichy est à éviter chez les congestifs. Chatelguyon sera recommandé au contraire. Pour les goutteux anémiques et dyspeptiques (Royat, Evian). Manifestations douloureuses (Saint-Nectaire). Goutteux lithiasiques (coliques hépatiques ou néphrétiques et obèses : Brides). Goutteux chroniques avec raideur articulaire : eaux de haute thermalité (Plombières, Néris, Amélie). Les mêmes eaux sont contre-indiquées dans la goutte aiguë ou à évolution lente et torpide.

TRAITEMENT ALIMENTAIRE DES GOUTTEUX EN GÉNÉRAL. — TRAITEMENT DES GOUTTEUX ARTICULAIRES

Ce n'est pas, dit Germain Sée en son livre *Du régime alimentaire* d'où nous avons déjà extrait sa pathogénie de la goutte, sans de sérieux motifs que nous avons si longuement discuté dans la genèse de la goutte, et si minutieusement exposé ses diverses localisations, ses divers types. — Le traitement, et surtout le traitement alimentaire, se ressentira nécessairement de la manière de comprendre l'uricémie. Or nous croyons avoir prouvé qu'elle ne réside pas dans un arrêt ou retard de la nutrition, qu'elle ne résulte pas d'une décomposition des matières azotées, qu'elle ne dépend pas de l'insuffisance de l'oxydation ou de l'oxygène absorbé, qu'enfin elle reconnaît pour condition et non pour cause, un excès d'alimentation albumineuse, surtout mêlée de graisse. Parmi ces véritables causes, l'une est maniable, l'autre ne l'est pas ; nous ne pouvons rien sur l'hérédité vraie qui domine toute la situation, mais il faut se défier des causes semblables produisant des effets semblables et qui sont confondues avec l'hérédité. La femme est généralement exempte de la goutte véritable ; nous pouvons beaucoup sur la cause tranquille, c'est-à-dire sur l'alimentation ; la plus fâcheuse est celle qui consiste dans un excès d'aliments azotés et combinés avec des aliments dont la fonction est de diminuer l'usure des albuminates, c'est-à-dire des préparations gélatineuses, grasses ou sucrées ; c'est cette combinaison qui est le véritable motif de la goutte, c'est-à-dire de la prédominance relative de l'acide urique dans le sang. Les substances albumineuses se brûlent complètement jusqu'à former de l'urée en proportion de la quantité d'albuminates ; mais simultanément, il se fait de l'acide urique et d'autres acides ; l'un n'est pas éliminé proportionnellement, il reste dans le sang et les tissus ; en même temps, il se forme d'autres acides de décomposition qui empêchent sa solubilité ; voilà l'uricémie. On peut éviter cette alimentation si richement dotée et en même temps si largement économe de nos pertes corporelles, en en changeant la teneur. On peut aussi, d'après l'opinion générale, en éviter les inconvénients, par l'exercice musculaire qui active l'absorption d'oxygène, et par cela même brûle tous les aliments jusqu'au bout, c'est-à-dire jusqu'à les réduire en urée et acide carbonique. Mais nous savons que la quantité d'oxygène absorbée est toujours adaptée à celle des aliments albumineux, que nous ne manquons pas d'oxygène pour achever cette combustion des éléments azotés, et que par conséquent l'oxygénation surabondante est au moins utile. — Ce qui est éminemment utile et pratique, c'est la transformation du régime uricémique en régime antigoutteux. La première idée qui surgit dans l'esprit du médecin physiologiste, c'est de réduire la quantité excessive en quantité nécessaire, et en effet, toutes les combinaisons les plus logiques, les mélanges alimentaires les mieux compris, échoueront devant les abus de table ; un adulte est suffisamment nourri quand il prend journellement 120 grammes de principes azotés provenant du double de viande, quand il consomme 70 grammes de graisse, et 250 grammes d'hydrate de carbone fournis par 500 grammes de substances féculentes ou sucrées. Après avoir rationné, nous devons choisir et fixer le régime en sens inverse de celui qui a été et qui continue à être si nuisible au goutteux. En songeant aux méfaits réels ou supposés de la viande, on est tenté d'en supprimer l'usage, et, – a dit Germain Sée, avant et contrairement aux idées du Dr Pascault — cette interdicdiction qui a été pratiquée n'a pas manqué d'être périlleuse ; puis on a préconisé la parcimonie en proscrivant la viande de l'un des repas ; puis on a fait la guerre aux viandes dites noires, à la chair de bœuf ou de mouton, la seule qui soit décidément nutritive, et les malades ont été voués au régime blanc composé de veau et de volaille, qui renferment relativement moins de sang, un peu moins de principes musculaires, mais beaucoup plus de gélatine, dont nous avons déjà condamné l'usage parce qu'elle constitue un moyen d'épargne.

RÉGIME DE FÉCULES AZOTÉES

L'alimentation, comme la médecine, a ses théories momentanées, ses variations selon les époques. Aussi aujourd'hui revient-on encore, par la crainte du régime carné blanc ou noir, au végétarisme ; mais lequel ? il y a une diète végétale qui peut remplacer complètement la viande, il en est une autre qui n'est qu'un moyen déguisé de satisfaire l'appétit du goutteux, et qui mène forcément à la diminution de sa vitalité. Une troisième combinaison, c'est le régime végétal avec une ration modérée de viande ou de poisson qui ne soit pas gras. Il est des aliments du régime végétal qui contiennent exactement les mêmes principes albumineux que la viande, que les œufs, que le lait ; il entre dans leur composition de l'albumine ou de la caséine dite végétale ou qui ne diffère en rien des espèces albumineuses d'origine animale ; c'est ce qui a lieu pour les légumes secs, tels que les lentilles, haricots, pois, pour les pâtes farineuses comme le macaroni ou pour le pain lui-même ; toutes ces substances contiennent, d'après Boussingault, de 24 à 26 pour 100 de principes azotés.

Il est vrai de dire que pour avoir la quotité suffisante d'albuminates, il faut en même temps consommer une dose considérable de fécule (40 à 48 pour 100), qui est elle-même renfermée dans des enveloppes de cellulose difficile à pénétrer, difficile à digérer. Voroschiloff, après des recherches intéressantes, croit néanmoins pouvoir remplacer les viandes par les lentilles. Sans doute, la viande est utilisée bien plus complètement, et au maximum, il se perd 10 pour 100 de substances azotées de la viande par les garde-robes, tandis que le maximum des déperditions azotées est de 17 pour 100 par l'usage des lentilles ; il en résulte l'obligation d'en prendre une quantité assez considérable, ainsi 340 grammes pour remplacer 200 grammes de chair musculaire. Une pareille dose de fécule, tout azotée qu'elle soit, présenterait pour le goutteux l'inconvénient de l'engraissement à bref délai ; aussi la meilleure combinaison consisterait à réduire la viande à 100 grammes avec 170 grammes de légumes secs.

RÉGIME HERBACÉ ET CARNÉ

Un autre régime végétarien bien plus rationnel et plus pratique doit graduellement être prescrit concurremment avec une ration modérée de viande ; ce sont les végétaux frais et les fruits qui remplacent le mieux les aliments azotés dont les goutteux font abus, surtout s'ils sont gros mangeurs. Les légumes verts et les fruits, lorsqu'ils sont consommés abondamment, possèdent l'avantage de communiquer aux urines une réaction alcaline qui facilite la dissolution de l'acide urique ; je ne fais que mentionner un autre avantage; en raison de leur faible teneur en substance organique ils ne sauraient favoriser la transformation ou le dépôt de graisse ; les végétaux frais constituent surtout une véritable diète alcaline. Chaque fois donc que l'uricémie se montre ou se produit, et surtout chez ceux qui ont une vie sédentaire ou une alimentation trop riche en principes azotés ; la diète en réalité alcaline est de rigueur, soit pour diminuer l'acidité des urines, soit pour empêcher la formation excessive des acides de décomposition des albuminates, soit pour neutraliser ces acides. Les aliments qui atteignent le mieux le but indiqué sont les pommes de terre à cause de leur teneur considérable en nitrate de potasse, qui dans l'organisme se transforme en bicarbonate de potasse ; puis des fruits crus, des feuilles et des racines, c'est-à-dire les salades, le cresson, les radis, les raves, les épinards, qui contiennent tous des citrates ou des malates de potasse. Boussingault a depuis longtemps pratiqué une analyse exacte des différents légumes au point de vue de leur composition en sels de potasse : — les épinards en contiennent 4 gr. 5 pour 100 ; les pommes de terres 3 gr. 2 ; les navets 3 gr. 7, les choux 2 gr. 6 et la chicorée 1 gr. 7. Les sels potassiques remplissent un triple rôle ; ils complètent la nourriture minérale, et par cela même améliorent la constitution des muscles et des globules sanguins qui comporte toujours une certaine quantité de potasse ; d'une autre part, les sels de ce genre agissent comme diurétiques et s'éliminent par les reins bien plus facilement que les sels de soude, c'est même ce qui a fait pendant longtemps en Angleterre la fortune des liqueurs ou solutions de potasse ; enfin ils forment en partie de l'urate de potasse qui est plus soluble que l'urate de soude et par cela même se fixe moins dans l'organisme. Notons une exception relative à l'oxalate de potasse qui se trouve dans l'oseille et les tomates ; l'acide oxalique qui ressemble chimiquement à l'acide urique, et l'accompagne souvent comme produit d'une combustion incomplète doit être proscrit ; il en résulterait une oxalurie. — Il en est de même de l'asparagine, qui favorise singulièrement la formation de l'acide urique. Voilà la base de deux genres de régimes qui conviennent l'un aux goutteux qui n'ont pas à craindre l'embonpoint, l'autre aux goutteux qui sont dans la période d'accalmie. Il est important dans l'une et l'autre conditions, que le goutteux ne soit pas voué à un régime exclusif, à un végétarisme rigoureux. La combinaison avec une quantité modérée de viande est inéluctable, sans quoi il est exposé à un certain degré de débilitation, qui ne lui permettrait pas de résister aux accès de goutte articulaire dont il est plus menacé que jamais, la maladie, chez un homme affaibli, ne manquerait pas de passer à l'état chronique (Senator). Nous n'avons encore que posé les indications fondamentales du régime azoté et fortement végétal. Il s'agit maintenant de savoir ce qu'on peut ou ce qu'on doit y ajouter, ne serait-ce que pour rompre la monotonie si préjudiciable de ces repas univoques. Les prohibitions viendront après.

Le Dr Pascault est plutôt végétarien, ce n'est pas le cas, on le voit, du professeur Germain Sée. Ce dernier auteur continue son étude des aliments que nous allons résumer. Le lait est alcalin, mais contient de la graisse et celle-ci est à supprimer de la table des goutteux. Les œufs ont du jaune, c'est de la graisse, de l'albumine, c'est de la viande. Germain Sée raille même un peu les diathèses, même l'arthritique et croient plutôt aux maladies infectieuses. L'eau naturelle ou alcaline serait la seule boisson permise; la bière, le cidre, le vin rouge sont à proscrire dans la goutte; le cidre serait bon pour la gravelle; l'alcool ne donnerait pas la goutte; les boissons chaudes sont excellentes; les eaux alcalines, le vin blanc, les diurétiques sont à conseiller.

Si la goutte s'accompagne de manifestations rénales, d'albuminurie par exemple, on se défiera des aliments chlorurés, des substances salées, car d'après les récentes recherches de Widal et Lemierre (1903), le sel augmente la proportion d'albumine et si le lait est alors un bon médicament, c'est qu'il contient peu de chlorures; le lait, la terreur de bien des malades albuminuriques, ne sera donc plus obligatoire, pourvu que les aliments soient plutôt hypochlorurés.

Chapitre XIV

TRAITEMENT DES MALADIES ARTHRITIQUES

COLIQUE NÉPHRÉTIQUE. — LITHIASE BILIAIRE. — DIABÈTE. — OBÉSITÉ.

COLIQUE NÉPHRÉTIQUE

Pour *l'accès de colique néphrétique* (d'après Grasset) :

On met le malade dans un grand bain tiède avec 1 kilo d'amidon. Durée de trois quarts d'heure à une heure et demie. Renouveler au besoin dans la journée ; on lui donne par cuillerée toutes les heures du lait glacé, dans l'intervalle de la tisane de champagne frappé ou encore des glaces faites avec de la crème et du bouillon à la boule, à égales parts dans la sabotière ; on recourt à une injection de morphine si la douleur est trop vive.

En dehors des accès aigus, s'il y a expulsion de sable, le malade boit exclusivement du lait aux repas qui seront surtout composés de laitage, œufs, légumes verts cuits, purées de légumes secs, viandes blanches bien cuites. Tous les matins, entre les deux déjeuners, boire une bouteille d'eau d'Evian ou de Vittel (Grande Source) additionnée de 50 centigrammes de benzoate de lithine, par demi-verre, de demi-heure en demi-heure.

A chaque repas, il prend un cachet de 0 gr. 50 de salol et une cuillerée de :

Eau chloroformée éthérée	150 cmc.
Eau de tilleul	100 —
Sirop de fleur d'oranger	50 —

En outre, vie en plein air, les exercices du corps, les marches à pied, tous les matins, les frictions sèches à la brosse de flanelle sur tout le corps, sauf la tête, sont conseillés.

En dehors de toute crise aiguë ou subaiguë : le régime antiarthritique se complètera de la vie en plein air. Pas de sédentarité. Pas de travail intellectuel. Aucun excès. Exercices du corps : marche, chasse, escrime, gymnastique. Friction tous les matins sur tout le corps à la brosse de flanelle. Demi-heure avant chaque repas, prendre un verre à bordeaux d'eau de Vichy (Hauterive ou Saint-Yorre) additionnée de 25 centigrammes de benzoate de lithine ; deux fois par an, au printemps, à l'automne prendre à domicile vingt-cinq bouteilles d'eau d'Evian (Cachet) ou de Vittel (Grande Source), tous les matins une bouteille entre les deux déjeuners par demi-verre, de demi-heure en demi-heure, en se promenant dans l'intervalle ; en été, saison à Evian, Vittel, Contrexéville ou Capvern.

Selon les trois sortes de gravelle, on complètera d'un régime approprié :

La *gravelle urique*, la gravelle diathésique par excellence, est sœur de la goutte. Toutes deux dérivent d'un même vice de la nutrition, qui aboutit, soit à une production excessive d'acide urique dans l'organisme, soit à un défaut de solubilité de cet acide dans les humeurs. Toute la prophylaxie et toute la thérapeutique de la gravelle peuvent se ramener à ces deux termes : restreindre la formation de l'acide urique; accroître sa solubilité dans les urines. Les mêmes prescriptions diététiques que nous avons formulées à propos du régime alimentaire des goutteux retrouveront donc leur application chez les personnes affligées de la gravelle urique. Il y a cependant quelques remarques à faire, à cet égard :

Il importe que les personnes en question fassent des repas peu copieux; il importe que ces repas comprennent une certaine quantité de viande de boucherie (bœuf, mouton, veau), parce que cet aliment fournit de l'urée qui accroît le pouvoir dissolvant de l'urine pour l'acide urique. Il importe qu'elles boivent largement, parce que les boissons abondantes ont le triple avantage d'opérer le lavage des reins, de restreindre la production de l'acide urique et de favoriser la dissolution de cet acide. En fait de boissons, on prescrira la bonne eau de fontaine, les eaux dites de table, légèrement gazeuses, le thé léger, les bières légères, le cidre, certains vins blancs légers, principalement ceux de la Moselle.

La *gravelle oxalique* réclame des prescriptions alimentaires un peu différentes de celles que nous avons édictées à propos du régime alimentaire qui convient dans la goutte et la gravelle urique. Un moyen infaillible de venir à bout de l'oxalurie consiste dans l'institution du régime lacté exclusif. On conseillera donc aux oxaluriques de boire beaucoup de lait, voire, éventuellement, de s'abstenir de toute autre boisson et même de tout autre aliment, pendant une certaine période de temps. Lorsqu'il n'y a pas lieu d'édicter un régime aussi sévère, l'alimentation comprendra de la viande de boucherie, bouillie ou rôtie, des œufs, du lait, cela va sans dire, du beurre, des fromages secs, puis des féculents en quantités modérées, ainsi que des fruits et des légumes choisis parmi ceux qui ne doivent pas être prohibés à cause de leur richesse en acide oxalique. Sera interdit l'usage de l'oseille, des épinards, des haricots verts, du cresson, de la rhubarbe, des figues, du cacao, du chocolat, du thé un peu fort. En fait de boissons, on prescrira, indépendamment du lait, la bonne eau de fontaine, les eaux minérales bicarbonatées calcaires (eau de Contrexéville), les vins légers, non acides, coupés d'eau, les bières légères. L'usage systématique de l'eau de Vichy répond à une double indication : combattre la dyscrasie dont l'oxalurie est une des expressions; neutraliser l'hyperacidité gastrique, qui favorise l'oxalurie. Pour atteindre ce double résultat, il faut faire prendre l'eau de Vichy (*Célestins*, *Hôpital*), pendant et entre les repas, petites quantités souvent répétées, de préférence mélangée à la boisson (vin blanc, lait).

Dans le cas de *gravelle phosphatique*, le régime alimentaire doit tendre à un résultat qui est, à certains égards, inverse de celui qu'on poursuivait dans les circonstances envisagées ci-dessus. Aussi bien, la précipitation des phosphates, dans les voies urinaires, reconnaît pour cause immédiate, dans l'immense majorité des cas, une diminution de l'acidité des urines, allant jusqu'à l'état neutre, voire jusqu'à l'alcalinité. On a prétendu qu'il existait une phosphaturie diathésique, par exagération de la nutrition des tissus phosphatés ; ce serait une des modalités de la neurasthénie.

L'alimentation sera surtout des viandes, des œufs, du beurre, des fromages secs, des légumineuses. L'usage alimentaire des pommes de terre, des légumes verts, des racines comestibles, de la plupart des fruits devra être réduit à un strict minimum. Les boissons abondantes sont nuisibles aux phosphaturiques, parce qu'elles diminuent l'acidité urinaire ; de même, le lait, le cidre, la plupart des vins et des bières et surtout *les eaux minérales alcalines.* Au contraire, les eaux chargées d'acide carbonique, les eaux chlorurées sodiques faibles, l'acide chlorhydrique dilué (1 gramme par litre d'eau de fontaine) sont à conseiller. Les repas devront être fréquents et peu copieux ; les repas plantureux, en sollicitant une active sécrétion de suc gastrique, entraînent une diminution de l'acidité urinaire. Les exercices musculaires forcés aboutissent au même résultat.

LITHIASE BILIAIRE

Pendant la crise de *colique hépatique* expulsant ses calculs de la vésicule biliaire, le malade prendra de grands bains tièdes répétés. Faire prendre 400 grammes d'huile d'olive, le malade restant ensuite couché sur le côté droit, ce qui amène une diarrhée formidable avec élimination de calculs. Si le malade a des nausées, s'il vomit, on attend qu'il soit calmé et l'on redonne l'huile par grand verre.

On a conseillé encore, non sans succès, l'usage de la glycérine pure, de 20 à 30 grammes dans les paroxysmes douloureux. Souvent on les calme par ce simple moyen. Les jours suivants, pour assurer la guérison on donnera 10 à 15 grammes de glycérine en deux ou trois fois, 5 grammes chaque fois.

Si les douleurs ne se calment pas, il ne saurait alors y avoir d'hésitation. Le médecin, mais le médecin seul, recourra à la piqûre de morphine.

On a parlé du chloroforme, de l'antipyrine, du salicylate de soude. Tout ceci ne saurait remplacer la morphine.

Un bon moyen est de faire avaler ensemble toutes les dix minutes une perle d'éther et une capsule de térébenthine.

Donner un lavement purgatif.

Alimenter avec du bouillon froid, du lait froid, des glaces.

Entre les accès. — *Au sortir d'une crise*, continuer les bains tous les jours, bains aromatiques tièdes.

Donner matin et soir une pilule purgative appropriée avec une infusion de Boldo (1 gramme de feuilles en infusion).

Régime lacté, lait pur ou additionné d'eau de Vichy, un ou deux œufs frais à la coque, et gargarismes fréquents à l'eau de Vichy.

Dans l'intervalle des crises, on fera de l'exercice, marche, chasse, escrime, gymnastique, et on essayera d'éloigner les préoccupations excessives ; ceci est peut-être plus facile à écrire et à conseiller qu'à faire, mais le repos moral est un bon élément de traitement, voilà ce que nous devons dire.

Comme régime on adoptera celui que nous avons indiqué à l'hygiène de l'arthritique. On insistera toutefois sur les légumes verts, sur le laitage frais, le lait pur, les viandes blanches et sans graisse. Les fruits seront autorisés pourvu qu'ils ne soient pas trop sucrés.

Pain grillé ou pommes de terre à l'eau et en robe de chambre.

A l'exception de la pomme de terre, pas, ou fort peu de féculents. Pas d'oseille, pas de tomates, pas de choux. Pas de gibier ou de viandes noires. Pas de graisses. Ni crustacés, ni coquillages. Peu d'œufs.

Comme médication, c'est évidemment la médication alcaline qui prime les autres.

Les alcalins favorisent la dissolution de la cholestérine (substance cristallisée des calculs biliaires humains), amènent la dissociation des calculs nouvellement formés, et enfin en excitant la sécrétion de la bile, favorisent l'expulsion des concrétions.

Ce sera donc une médication de longue haleine, à longue échéance. Vichy, Vals, Contrexéville. On pourra prendre des boissons alcalino-phosphatées, du suc hépatique ou des pilules de fiel de bœuf comme autrefois, de temps en temps de l'huile d'olive...

TRAITEMENT DU DIABÈTE

Ne pas se mettre au régime lacté absolu, non plus qu'il ne faut pas supprimer les viandes. Ce sont là deux excès nuisibles et dangereux.

Aliments permis. — Les bouillons additionnés de légumes verts, soupe à l'oignon, soupe aux choux. Poissons de tous genres. Coquillages et crustacés (huîtres, moules, escargots, langoustes, écrevisses, grenouilles). Toutes les viandes sous toutes les formes, pourvu qu'il n'y ait pas de farine dans les sauces. On exceptera cependant le foie des animaux mais on pourra prendre des cervelles, des ris de veau, des rognons, des viandes fumées et salées, du jambon... Des aliments gras autant que la digestion le permet (beurre, lard, charcuterie, moelle de bœuf, gras de jambon, graisse d'oie). Œufs sous toutes les formes. Légumes verts et salades, épinards, haricots verts, choux, choucroute, choux-fleurs, choux de Bruxelles, artichauts, salsifis, salades de romaine, laitue, scarole, barbe, cresson, mâche, etc.) ; ces salades pourront être crues ou cuites.

Fromages, crèmes fraîches, beurre, olives, amandes, noix, nouilles fraîches ou sèches, pistaches.

Il importe à propos du régime gras chez les diabétiques de ne pas perdre de vue les conseils très importants que voici :

« *Partant, dit Bouchardat, du résultat des observations des vingt dernières années de ma pratique, j'en suis arrivé à conseiller comme une chose de la plus grande importance, la modération dans la quantité de viande, d'œufs, poissons, fromages ou d'autres aliments azotés.* » — *On ne saurait trop insister sur cette prescription si sage et si peu observée en général. Beaucoup de diabétiques sont convaincus qu'ils ne mangent jamais assez de viande, et cependant des faits précis ont depuis longtemps prouvé la justesse des observations de Bouchardat.* (Lépine.)

Les pommes de terre cuites à l'eau (125 grammes à chaque repas) remplaceront le pain. Disons tout de suite que le meilleur des soi-disant pains médicamenteux ne vaut pas grand'chose. Le meilleur pain des diabétiques est encore la mie ordinaire à petites doses (50 grammes à chaque repas avec les pommes de terre cuites à l'eau).

Aliments défendus. — Aliments sucrés, sucre, mets sucrés, pâtisseries, chocolat, confitures, lait, carottes, navets, betteraves, asperges, oseille, fruits sucrés, figues, raisins, prunes, pruneaux, pommes, poires, ananas, melons.

A propos des fruits voici ce qu'écrit le professeur Lépine :

« Les fruits sont, en bloc, proscrits par un certain nombre d'autorités médicales ; je crois que c'est à tort, car cette privation est pénible pour beaucoup de malades et, en poids, la plupart des fruits ne contiennent guère plus d'hydrates de carbone que les légumes *permis* aux diabétiques. Cette proposition pourra paraître subversive, mais si l'on se reporte aux tableaux, les plus recommandables sur la composition des aliments, on verra qu'elle est rigoureusement exacte. Ainsi l'orange, qui semble tout d'abord un fruit très sucré, ne renferme que peu d'hydrates de carbone. Ce fait a été confirmé récemment par les analyses de F. Kraus.

« A poids égal, dit M. Kraus, les fruits renferment de six à douze fois moins d'hydrates de carbone que le pain blanc. Les oranges (non complètement mûres) sont même bien plus pauvres, elles n'en renferment que 2, 5 à 3 pour 100. Il faut donc 240 grammes environ d'oranges *pelées* pour faire l'équivalent de la quantité d'hydrates de carbone que contiennent 10 grammes de pain blanc.

L'abricot, quant aux hydrates de carbone, a une composition analogue ; la pêche est même un peu plus pauvre, car elle peut n'en renfermer que 2 pour 100. Ce fruit constitue donc une ressource précieuse pour les diabétiques. En en mangeant de 100 à 200 grammes, ils n'ingèrent qu'une quantité de sucre presque négligeable.

M. Kraus, sur les indications de M. von Noorden, recommande aux diabétiques les fruits cuits, en prenant la précaution de jeter l'eau dans laquelle ils ont bouilli. Par ce procédé on arrive à débarrasser les fruits d'un bon tiers de leur sucre et même davantage. Seulement ces fruits sont peu agréables au goût, car il leur manque la saveur sucrée. M. Kraus conseille de les sucrer avec de la saccharine. Cependant, le professeur Lépine a permis avec succès le sucre à certains diabétiques; comme la présence de l'albumine dans l'urine pour la néphrite, le sucre n'est pas forcément un signe de diabète, on connaît aussi la glycosurie alimentaire, c'est le cas de dire une fois de plus avec le regretté professeur Peter : « Il n'y a pas de maladies, il n'y a que des malades. » Cependant il vaut mieux défendre encore en général, sauf exceptions en certains cas particuliers :

Féculents, haricots, lentilles, pommes de terre, sauf quand elles sont simplement bouillies ou cuites au four dans les conditions indiquées plus haut, pain ordinaire, friture à la farine, pâtes, macaroni.

Boissons permises. — La soif est un moyen de défense du diabète. Loin de l'empêcher de boire, dit le professeur Lépine, il faut favoriser chez lui la diurèse.

Le diabétique boira donc sans excès, doucement et à petite gorgée pour mieux étancher sa soif. Vins rouges (60 centilitres par jour). A ce propos il est bon de faire remarquer que l'usage du vin devra être subordonné à l'état du foie qu'il faudra surveiller de très près. Eau alcalinisée et phosphatée. Macération de quassia ou de quinquina à froid. Thé et café sans sucre. Bière non gazeuse étendue d'eau.

Boissons défendues. — Bière, cidre, limonades et boissons acides surtout si elles sont sucrées. Pas de champagne, de vins sucrés ou mousseux, pas d'eau de seltz. Peu ou pas de vin blanc. Très peu de lait.

Aucun alcool pur. — Lépine permet, avec beaucoup de surveillance, l'usage de l'alcool étendu d'une grande quantité d'eau.

Pour assurer son existence, le diabétique doit prendre de l'exercice continu sans fatigue excessive, ne pas se cantonner dans la chambre. « L'air de la chambre est le plus mortel ennemi du diabétique », a dit Clémens.

Il lui faut, suivant une expression populaire et juste, brûler son sucre. Pour cela, de toute façon, il importe que le malade active ses combustions. Bouchardat recommandait au diabétique de fendre lui-même son bois; ce serait peut-être demander beaucoup à certains d'entre eux. Mais tous les exercices faciles comme la marche après le repas, la promenade en plein air, la bicyclette à allure et à dose modérées, la chasse, l'escrime, la gymnastique rationnelle sont des moyens excellents d'éviter, de combattre et d'annihiler la formation du sucre.

Pour ceux qui le pourront, le séjour dans les climats tempérés d'altitude ou dans les régions tempérées du Midi, seront d'excellents moyens de guérison si, bien entendu, on continue à y observer les lois de l'hygiène générale et du régime spécial.

Le diabétique évitera le froid, car c'est son ennemi mortel. C'est pourquoi il doit être sobre dans son exercice pour éviter les sueurs profuses et excessives; c'est pourquoi aussi il devra se vêtir de laine et de flanelle pour parer aux bronchites et aux pneumonies toujours graves, souvent mortelles.

L'hydrothérapie tiède est excellente pour ces malades, que ce soit par le bain ou par le tub ou par la douche. Elle nettoie la peau toujours irritée par la sécrétion des diabétiques, et, ce faisant, elle entretient en bon état un émonctoire nécessaire à ces malades.

Enfin, le diabétique devra éviter les émotions vives, le jeu, les spectacles émotionnants de toute nature. Son entourage devra lui éviter, dans la mesure du possible, des impressions désagréables, éviter de le surprendre brusquement, même pour un plaisir. Le diabétique est un nerveux, un neurasthénique, et comme tel il a droit à tous nos ménagements et à toute notre sollicitude.

La médication du diabète est subordonnée à une foule de circonstances particulières et diverses. En donner les grandes lignes est chose fort complexe.

Il faut d'abord et toujours en revenir au régime, le modérer, le tempérer, le varier pour éviter le dégoût.

Il n'y a pas, à proprement parler, de médicament spécifique du diabète. Qu'on le sache bien.

Une première indication sera de se tenir le ventre libre.

L'antipyrine a été recommandée sauf cependant chez les albuminuriques ou les diabétiques déprimés. On lui adjoint les toniques généraux, huile de foie de morue, quinquina, arsenic, etc. On emploie encore l'urane, la piperazine.

Les alcalins, écrit Lépine, sont employés en chimie pour favoriser les oxydations. L'expérience clinique a montré leur utilité chez les diabétiques Il semble que les eaux alcalines naturelles n'agissent guère chez les diabétiques que par leurs bi-carbonates. Toutefois, pour que les alcalins agissent seulement comme adjuvants des oxydations, il faut qu'ils soient administrés à dose faible ou tout au moins modérée.

Le permanganate de potasse, qui, comme on sait, augmente les oxydations, peut être dans certains cas prescrit.

OBÉSITÉ

L'obésité est curable par le traitement d'amaigrissement et de réduction et le traitement médical combinés. Il faut peu boire aux repas et chaud. On peut boire entre les repas. L'électricité continue avec grands bains, l'électricité statique, l'autoconduction complètent avantageusement. Il faut se défier de la thyroïdine et ne l'employer qu'avec la plus grande prudence sous peine de troubles nerveux et cardiaques, de sueurs profuses.

NEURASTHÉNIE

L'état neurasthénique se soignera d'abord comme l'arthritisme et la forme spéciale, rhumatisme ou gout-

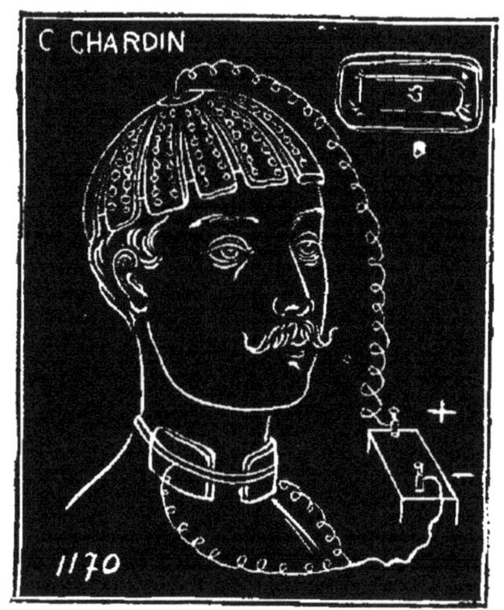

Fig. 4. — Traitement galvanique de la neurasthénie

eux qu'il affecte, puis le système nerveux sera tonié par des glycérophosphates de chaux, l'hydrothérapie et surtout l'électrothérapie. En *Comment on se éfend de la neurasthénie* j'ai exposé l'hygiène et la érapeutique de cette affection protéiforme donnant préférence à la franklinisation. La galvanisation vec casque frontal formant électrode m'a aussi onné de bons résultats (fig. 4).

Chapitre XV

TRAITEMENT ÉLECTRIQUE
DE L'ARTHRITISME

ABSORPTION ÉLECTRO-MÉDICAMENTEUSE. — BIÉLECTROLYSE. SÉDATION DE LA DOULEUR. — ACTION ÉLECTRIQUE SUR L'ÉT GÉNÉRAL, LE SANG, LES TOPHI.

ABSORPTION ÉLECTRO-MÉDICAMENTEUSE

Partant de l'action calmante et résolutive des co rants électriques, des courants continus, surtout s'. sont accompagnés d'agents anormaux médicamenteu il est facile de se rendre compte des phénomèn d'osmose électrique par l'analyse des urines d patients ainsi traités; la lithine, l'iode ont été air trouvés maintes fois prouvant la pénétration médic menteuse. Tous les électrothérapeutes avaient d'a leurs remarqué ces faits depuis longtemps, les inte prétant souvent mal et ne les utilisant pas, par sui rationnellement.

Ainsi, sans remonter aux recherches sur la cataph rése de Pivati en 1750, on trouve dans maints tra a de ce siècle la constatation évidente de l'endosmo sous l'action des courants électriques; le docte

Arthuis écrivait en 1873 que l'électricité dynamique provoquant des actions de transport le long des fils conducteurs amenait dans l'organisme les métaux et les acides des piles génératrices, substances nocives qui lui faisaient préférer l'emploi de l'électricité statique ; il se basait sur la saveur qu'accusaient les patients électrisés, saveur acide ou métallique. Cette sensation est plus accusée voire modifiée, transformée même, quand on applique sur les glandes salivaires des tampons portant des substances médicamenteuses dont la pénétration, l'endosmose donnent souvent la saveur de l'agent introduit. Fabté-Pélaprat, Bardet, Peterson, Edison, ont également signalé les actions de transport électro-médicamenteux.

Il est très difficile d'isoler avec l'emploi des courants continus les simples actions de transport osmotique, des phénomènes d'électrolyse qui s'y surajoutent. Dès 1890, avec l'induction, Foveau de Courmelles différenciait et démontrait la cataphorèse — l'électrolyse étant nulle ou à peu près : de la peau de poulet recouvrant, entourant un papier incolore de cyanure de potassium recevait extérieurement par deux tampons imbibés de sulfate de fer le courant induit ; celui-ci faisait cheminer en ligne droite dans la peau conductrice le sel de fer qui arrivé sur le cyanure de potassium y formait un cyanure double de potassium et de fer, de bleu de Prusse enfin qui s'accusait par de petites taches très nettes, très bleues et ne pouvant provenir de simples phénomènes d'imbibition.

BI-ELECTROLYSE

Avec les courants continus le transport accompagné d'électrolyse est plus complexe. Il se forme des corps doués de propriétés plus actives, d'affinités plus puissantes, de vertus thermochimiques — expliquait récemment M. D. Tommasi en *L'Electro-Chimie*. Les corps qui y sont soumis ont ce que les chimistes appellent l'état naissant. Les lois de Berthollet sur les décompositions des corps en présence sont souvent enfreintes grâce à l'adjonction du courant électrolytique déterminant l'état naissant. Rien de plus facile avec l'iodure de potassium de démontrer clairement la formation d'iode naissant. Et je rendis dès 1890 et 1891 (communications à l'Institut des 24 novembre 1890 et 18 janvier 1891) plus manifestes ces phénomènes d'électrolyse médicamenteuse, de bi-électrolyse ainsi que je les appelais dès lors et portant sur deux corps en présence en les soumettant à des courants continus par des expériences in vitro.

Ainsi on peut opérer avec une cuve de verre renfermant une solution saturée de carbonate de lithine et de cristaux d'oxalate de chaux enveloppés de membranes parcheminées, c'est à dire dialysantes et osmotiques. Un courant continu passe pendant plusieurs heures. On trouve alors vidées les membranes et extérieurement de l'eau trouble avec précipité blanc de carbonate de chaux. Il s'est fait là des échanges intéressants qui expliquent la dissolution de la nodosité goutteuse

Cette expérience infirme, en tant qu'explication, la théorie d'Edison dont on a tant parlé, il y a peu d'années : la guérison d'un goutteux en quatre séances. D'abord la guérison est beaucoup plus longue, et puis s'il y avait simple transport, le carbonate de lithine formerait au sein de la nodosité goutteuse un précipité de carbonate de chaux, aussi insoluble que l'oxalate de chaux préexistant et n'ayant par suite aucune raison de disparaître.

SÉDATION DE LA DOULEUR

Contre le symptôme douleur, qu'il soit provoqué par la névralgie, le rhumatisme — voire le cancer tellement l'électricité est sédative sous toutes ses formes, galvanisation, faradisation, rayons X, lumière bleue, arc voltaïque... — avec la galvanisation positive, j'ai souvent employé avec le plus grand succès, les alcaloïdes et leurs sels, l'alcool camphré... Très souvent, presque toujours, j'ai obtenu avec la morphine, la cocaïne... appliquées avec le pôle positif, une sédation immédiate, plus ou moins durable ; dans deux cas de cancers du sein, à forme extrêmement douloureuse, j'ai obtenu un calme, une absence de douleur, durant plusieurs heures, amenant le sommeil, ce que n'avaient pu produire les injections de morphine. Des dentistes ont pu ainsi enlever des dents avec la cocaïne et le courant continu. Et si je place ici ces applications dans cette partie de mon étude plus spécialement consacrée à la biélectrolyse, c'est qu'il s'y passe également des phénomènes de décomposition chimique, intéressants à mentionner. En effet, prend-on des tampons de linge abolument blanc et entourant l'éponge mouillée de l'alcaloïde en solution incolore, on trouve très souvent aux deux pôles des colorations différentes, attestant la formation

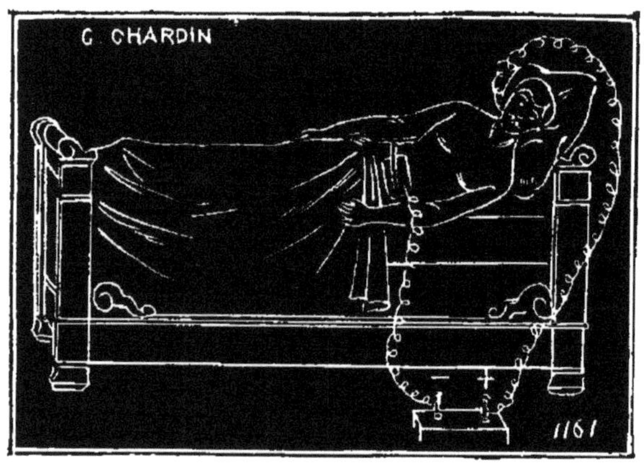

Fig. 5. Sédation de la douleur.

électrolytique de deux corps différents à chaque pôle. Le chlorhydrate de cocaïne par exemple laissera de la cocaïne libre au pôle positif, et c'est ce pôle qui calmera ainsi le mieux l'élément douleur

ACTIONS ÉLECTRIQUES SUR L'ÉTAT GÉNÉRAL, LE SANG, LES TOPHI

Ciniselli a démontré la production par l'électrolyse appliquée sur une région, sur un endroit malade par exemple, et aux dépens de l'organisme de radicaux acides et alcalins, il ne répugne donc pas à l'esprit d'admettre que des médicaments complexes, comme les alcaloïdes simples ou mélangés se comportent de même, se décomposent en envoyant leurs éléments basiques au pôle négatif, et leurs éléments acides au pôle positif ; sur les animaux, on a pu expérimenter, voire produire la mort par cette pénétration. Pour ces sels d'alcaloïdes, les réactions internes apparaissent évidentes. Mais c'est là une étude que faute de loisirs et souvent d'instrumentation spéciale, les électrothérapeutes ont plutôt esquissé jusqu'ici ne pouvant qu'en signaler les lois à trouver, au chimiste ? Il est certain que l'électrolyse fournissant de la chaleur à certains corps qui en ont besoin pour sortir de combinaison ou se combiner, ainsi que l'a depuis longtemps démontré M. Donato Tommasi, permet d'expliquer non seulement *l'état naissant* des chimistes, c'est à dire ces propriétés suractives de corps simples qu'on vient de libérer d'un corps composé, mais encore certaines actions inexpliquées et curatives des phénomènes électriques. Ainsi on pourra probablement dissoudre les urates au sein des organes, voire les pierres si difficiles souvent à extraire de la vessie. Ce sont là des espérances que l'électricité permet d'avoir aujourd'hui. Dans tous les cas les applications galvaniques faibles, lors des tentatives du foie ou des reins à se débarrasser de ses calculs, ne peuvent qu'aider à cette expulsion.

Les courants de haute fréquence, l'autoconduction les effluves, la frankilinisation, l'ozone qui relèvent le cefficient nutritif et le pouvoir d'assimilation des organes sont indiqués pour relever la nutrition et aider à comburer l'acide urique et le sucre. Le sang circule ainsi plus librement, moins chargé d'acide urique.

La *neurasthénie arthritique* se trouvera très bien de la franklinisation, de l'hydrothérapie, de l'exercice, et de la suppression d'émotions, de fatigues; la distraction, le grand air lui seront conseillés.

Les étincelles statiques avec ou sans badigeonnage des articulations au chlorure de lithium aideront à la résorption, à la dissolution des dépôts uracés des doigts, de ces *tophi* si immobilisants, car ils soudent peu à peu les articulations. On constate par la biélectrolyse, dans la solution lithinée de carbonate de lithine soluble à 12 pour 100 ou de chlorure de lithium, le trouble produit par l'évacuation des matières tophacées.

Généralement les patients recourent en dernier lieu aux méthodes électriques. Et cependant combien facile à appliquer, sans perdre de temps à table (fig. 6). Comme nous en avons vu qui auraient été rapidement guéris et à qui il fallait de multiples applications ! C'est qu'il est, en effet, plus commode d'absorber des médicaments que de se rendre chez l'électrothérapeute. Mais outre que certains estomacs ne supportent pas toujours même les meilleurs agents médicamenteux, certains tempéraments y sont absolument réfractaires. Il y a donc un grand intérêt pour le malade à recourir à l'électricité de bonne heure, et à y recourir, même et surtout si la thérapeutique classique s'est montrée impuissante.

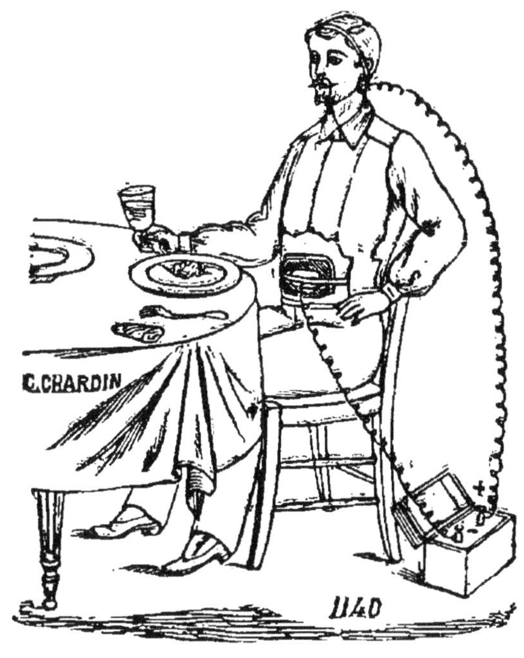

Fig. 6.

Les méthodes électriques, pour ne pas guérir toujours — rien n'est infaillible, et bien que maints journaux en fassent une panacée, ce remède souverain de quoi que ce soit n'existe pas encore ! — mais ces méthodes, disons-nous, bien, consciencieusement appliquées, guérissent souvent, soulagent toujours, même si les autres moyens curatifs ont échoué.

CONCLUSIONS

L'arthritisme est plus facile à prévenir qu'à guérir, bien que d'ailleurs très curable. Mais l'hygiène, avant ou pendant les manifestations, est absolument le maître souverain qui édicte et doit voir suivre ses lois. La thérapeutique, pour n'être pas impuissante, ne peut rien si elle ne s'accompagne de la diététique. L'alimentation est en général des plus irrationnelles et coupable très souvent, sans la moindre hérédité de produire l'arthritisme. C'est donc elle, elle avant tout, que doit surveiller le malade : généralement il n'en est pas ainsi et le régime est la dernière chose que veuille modifier l'intéressé.

Aussi peut-on brièvement conclure : aidez la thérapeutique ou mieux ne soyez pas arthritiques en faisant toujours et encore de l'hygiène !

TABLE DES MATIERES

DEUXIÈME PARTIE

Causes et origine de l'arthritisme.

TROISIÈME PARTIE

Traitement de l'arthritisme.

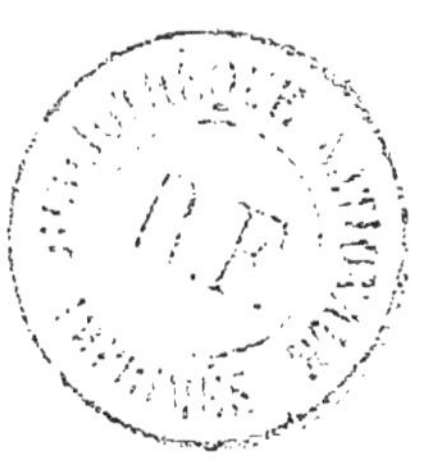

Imp. J. Dumoulin, Paris. — 96-01.

SÉRIE DES PRIX

DE LA

SOCIÉTÉ CENTRALE DES ARCHITECTES

Applicables aux travaux de bâtiments exécutés

pour le compte des particuliers dans la ville de Paris

			PRIX Cart.	PRIX Broch.
SÉRIE COMPLÈTE en un seul volume			19 »	» »
1re PARTIE :		Terrasse, Maçonnerie, Carrelage	7 »	6 »
2e	—	Pavage, Granit, Asphalte et Bitume	3 50	2 50
3e	—	Ciments, Égouts, Vidange	4 »	3 »
4e	—	Charpente en bois	3 50	2 50
5e	—	Serrurerie, Quincaillerie, Grillages	7 »	6 »
6e	—	Sonneries diverses, Lumière électrique, Téléphones, Acoustiques, Paratonnerres, Monte-plats	5 50	4 50
7e	—	Couverture, Plomberie, Zingage, Canalisation d'eau, Canalisation pour le gaz	6 »	5 »
8e	—	Menuiserie, Parquets, Treillages et Rustiques	5 50	4 5
9e	—	Marbrerie, Ardoiserie, Stuc, Travaux de cimetière	4 »	3
10e	—	Fumisterie, Tôlerie, Chaudronnerie	7 »	6
11e	—	Peinture, Vitrerie, Tenture, Dorure, Sculpture d'ornements, Carton-pierre, Staff, Miroiterie, Vitraux	7 »	6
12e	—	Ameublement, Ébénisterie, Tapisserie	5 »	4
13e	—	Pesanteurs spécifiques, Résistance des matériaux, Liste des voies où l'écoulement à l'égout des matières de vidange est autorisé. Renseignements administratifs et autres	4 »	3

Pour recevoir franco : **dans les Départements**, ajouter 75 cent. pour l *parties séparées*, et 1 fr. 05 pour la *série complète;* **pour Paris**, 25 cen *volume complet* ou *parties séparées*.

(Il n'est pas fait d'envoi contre remboursement.)

REPRODUCTIONS

DE

LIVRES RARES ET CURIEUX

En commençant cette publication, notre but est de permettr bibliophiles d'acquérir des ouvrages qui, par leur rareté o prix qu'ils atteignent, ne sont qu'à la portée de quelques privilé Nous publierons successivement ceux des monuments de vieille littérature nationale, qui, dans la seconde moitié du xv cle, ont été propagés par l'invention de l'imprimerie; nous re terons même jusqu'aux origines de la xylographie, pour fair quelle était alors la littérature populaire de notre pays.

Reproduisant tour à tour les éditions des *Verard*, des *Dupré*, des *Petit*, des premiers imprimeurs de Lyon ou des graphes flamands, il ne faudra chercher dans notre colle aucun caractère d'uniformité, soit dans le format, soit aille

Le Rommant de la Rose, reproduction de l'édition *Dupré* (vers 1490), est épuisé en partie.

Notre édition est un *fac-similé* complet de l'original; des mens permettront aux amateurs d'en juger; caractères, gra lettres ornées, etc., tout a été copié d'une façon servile.

Papier vergé à la forme. . . . .

Ars bene moriendi. Reproduction photographique de tion xylographique du quinzième siècle. Précédée notice par Benjamin Pifteau. Vingt-quatre feuillet primés d'un seul côté, en caractères gothiques et enc de filets : deux feuilles de texte pour la préface; feuilles de gravures et onze de texte explicatif ainsi sées : la gravure est à gauche et le texte est à droite. vergé à la forme (200 exemplaires). . . . .

Exercitium super Pater Noster. Suite de gravures avec légendes, reproduction photographique de l'édition xylographique du quinzième siècle. Papier vergé à la forme (200 exemplaires). . . . . **15** fr.

Éloge de la Folie, d'ÉRASME. Dessins de HANS HOLBEIN. Un volume in-8.

La traduction que nous donnons est celle de De La Veaux; les dessins, exécutés d'après ceux que Holbein a faits à la plume sur les marges de l'exemplaire du musée de Bâle, ont été reproduits photographiquement pour que le travail du maître ne pût être altéré.

Prix : papier vélin. . . . . **5** fr.

Illustrations de F. Boucher pour les Œuvres de Molière. 33 gravures d'après Boucher, un portrait d'après Coypel. Ces magnifiques gravures, publiées dans le format in-4 jésus vélin, forment un splendide album. La collection des gravures de Boucher ne se trouve presque jamais que dans le MOLIÈRE in-4, édition de 1734, et dont le prix varie, suivant la condition, de 700 à 1200 francs. Les amateurs de belles gravures voudront, nous l'espérons, acquérir cette splendide collection, dont l'exécution ne laisse rien à désirer, et qui, à cause de son prix, sera accessible à toutes les bibliothèques. Prix : papier vélin superfin. . . **40** fr.

ÉDITIONS ELZÉVIRIENNES

A 1 FRANC LE VOLUME

Papier vélin

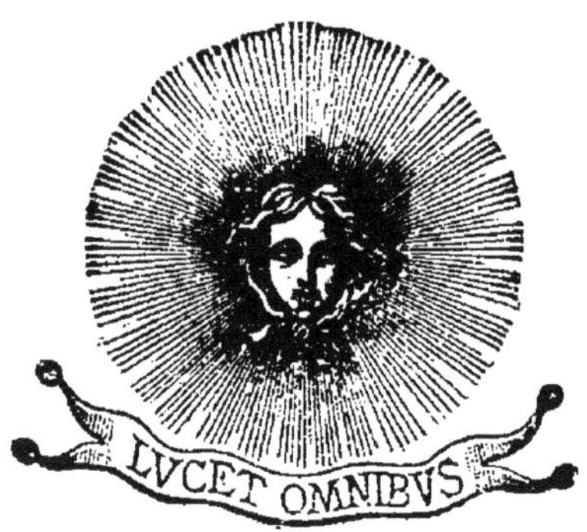

LES CHEFS-D'ŒUVRE

DE LA

Littérature Française et Étrangèr

Contes et Nouvelles en vers de J. de La Fontair Deux volumes, petit in-12 elzévirien. Texte collation sur les éditions originales.

Les exemplaires sur beaux papiers sont épuisés.

J.-H. Bernardin de Saint-Pierre. **Paul et Virginie.** volume petit in-12 elzévirien. Texte conforme à la d nière édition donnée par l'auteur.

Œuvres complètes de François Rabelais. Six volum

Un glossaire à la fin du tome sixième renferme, avec l'ex cation des expressions les plus difficiles, une partie des notes Le Duchat.

. de Maistre. **Voyage autour de ma chambre**, suivi de *l'Expédition nocturne* et du *Lépreux de la Cité d'Aoste*. Un volume. Lettres ornées, culs-de-lampe et têtes de page.

Œuvres complètes de J.-B. Poquelin Molière. Huit volumes petit in-12. Têtes de page, fleurons et culs-de-lampe. . . . . *En réimpression*.

Les œuvres de Molière forment huit volumes; ils contiennent s trente-deux pièces principales, et en plus, deux petites comédies : notre grand comique (*la Jalousie du Barbouillé* et *le Médecin olant*).

Œuvres de Mathurin Régnier. Texte revu d'après les meilleures éditions. Un volume.

Cette édition a été revue avec le plus grand soin sur celles de ossette et de Langlet-Dufresnoy.

Œuvres poétiques de Boileau Despréaux. Deux volumes, lettres ornées, têtes de page, etc., d'après la dernière édition, donnée par l'auteur.

---

s Romans de Voltaire. **Candide**. Un volume. Reproduction exacte du texte original.

---

stoire du Chevalier Des Grieux et de Manon Lescaut, par l'abbé Prevost. Un volume.

Nous donnons la reproduction exacte, quant au texte, de l'édin de 1753, avec toutes ses bizarreries.

---

s Amours pastorales de Daphnis et Chloé, traduites n françois par Jacques Amyot. Un volume. Édition ornée le têtes de page d'après Eisen.

La traduction est celle de J. Amyot. On a cru devoir rétablir passage qui manquait, avec la traduction de P.-L. Courier; is pour que ce passage ne pût être confondu avec l'œuvre myot, il a été imprimé avec des caractères différents.

éâtre de Jean Racine. Quatre volumes. *En réimression*.

Beaumarchais. **Le Mariage de Figaro**. Édition coll tionnée sur le texte original. Un volume.

Beaumarchais. **Le Barbier de Séville**. Édition col tionnée sur le texte original. Un volume.

Sterne. **Voyage sentimental en France**. Un volur Vignettes gravées pour cette édition, etc., etc.

Les Fables de J. de La Fontaine. Deux volumes. V gnettes et culs-de-lampe d'après Choffard. Édition col tionnée sur celles de 1678-1694.

Œuvres choisies de Diderot. **Le Neveu de Rameau**. volume.

Gœthe. **Werther**. Un volume.

La traduction que nous donnons est celle qu'Aubry nou donnée à la fin du siècle dernier.

Théâtre choisi de Regnard. Deux volumes.

Maximes et Réflexions morales du duc de La Roc foucauld. Un volume. Texte collationné sur l'édit de 1678, la dernière donnée par l'auteur.

Le Méchant. **Ver-Vert**, par Gresset. Un volume. Let ornées, têtes de page, d'après Eisen, culs-de-lampe Choffard.

Le Diable amoureux, par Cazotte. Un volume.

Gœthe. **Faust**. Traduction nouvelle par Georges Gr Un volume.

Poésies de Malherbe. Un volume.

oésies d'André Chénier. Idylles, élégies, poèmes, odes, iambes et fragments. Un volume.

---

ensées de Pascal. Deux volumes.

---

e Moyen de parvenir, par BEROALDE DE VERVILLE. Trois volumes. Lettres ornées, têtes de page et culs-de-lampe.

Œuvres de Maistre François Villon. Édition collationnée d'après les meilleurs textes. Un volume.

Œuvres de Clément Marot, de Cahors, valet de chambre du Roy. Quatre volumes. Édition collationnée sur les textes originaux, lettres ornées, têtes de page, culs-de-lampe.

---

ontes de la Reine de Navarre. Trois volumes. Édition précédée d'une préface de B. PIFTEAU. Culs-de-lampe, lettres ornées, têtes de page et fleurons.

---

oésies de Ronsard. Nouvelle édition, avec notice par BENJAMIN PIFTEAU. Fleurons, têtes de page et culs-de-lampe. Un volume.

---

uvres de P. Corneille. Quatre volumes.

---

s Quinze Joyes de Mariage. Édition collationnée sur le manuscrit de la Bibliothèque de Rouen. Un volume.

En préparation :

Chanson de Roland. — Lettres persanes. — Le Diable boiteux. — J.-J. Rousseau. — Gil Blas — Don Quichotte. — La Bruyère, etc., etc.

CONNAISSANCES USUELLES

Armes (Traité de l'art des), ou les Principes de l'escrime à la portée de tout le monde, par B. BONNET. Un volu nombreuses figures explicatives. 2

Aviculture (L') **et l'Incubation artificielle**. Traité d'é vage pratique, par A. FORGET. Un vol., 44 gravures. 2

Basse-Cour, Pigeons et Lapins, par H. DE LA BLANCHÈ Un volume illustré de nombreuses figures. 2

Basse-Cour (Petit traité de la). Un volume . . . 1 fr.

Bonne Compagnie (Manuel de la), du bon ton, de la polit et des usages du monde, par BOITARD. Nouvelle éditi revue par Mme J.-J. LAMBERT . . . . 3 fr.

Bon Ton (Manuel du) et de la politesse française, VERARDI. Un volume . . . . 1 fr.

Bouvier et du Berger (Manuel du), contenant l'art de gner les bêtes à cornes, moutons, chèvres, porcs, etc. beau volume contenant de nombreuses figures. . . 2

Boxe, Bâton, Canne et Chausson. Un volume, nombre figures 2

Canotage, aviron, voile, description des embarcations plaisance et de course, manœuvres, règles et comma ments, suivi d'un vocabulaire du langage maritime. volume, figures 2

Capitaliste et de **l'Escompte** (Manuel du). Tarif des inté à tous les taux, pour toutes les sommes et pour tous jours de l'année, par CHARONVILLE et DUPRÉ. Un vol. 2

Chasseur (Manuel du), par ROBERT DUCHÊNE. Un vol contenant la loi sur la chasse, la description des arme fabrication des munitions, la chasse au chien d'arrê vénerie, etc.. 2

Chiens de Chasse, de Luxe et de Garde, par JEAN ROBERT et L. FORTIN. Description des races, soins à donner, maladies, etc. Un volume, nombreuses figures . . . . . **2** fr.

Cocher (Manuel du) ou Guide pour conduire à un, deux et quatre chevaux. Un volume, nombreuses figures . . **2** fr.

Commerçant (Manuel juridique du), par M. POULET, avocat. Un volume . . . . **2** fr.

Compliments (Recueil de), en vers et en prose, suivi de petites comédies pour fêtes et distributions de prix, par Mme J.-J. LAMBERT. Un volume. . . . . **2** fr.

Compliments (Nouveau recueil de). . . . . . . **1** fr. **25**

Comptes faits de Barème, calculés depuis un centime jusqu'à 10,000 fr. Traité élémentaire d'arithmétique; système métrique; cubage; arpentage, etc. Un volume. . . **2** fr.

Confiseur des ménages, contenant un guide complet pour faire chez soi et sans appareils dispendieux toutes sortes de confiseries. Un volume, nombreuses figures . . . . **2** fr.

Cubage des bois, en grume, équarris et sur pied, au quart, aux cinquième et sixième déduits. **Poids des fers,** quarrés, méplats et ronds; tuyaux, tôle, fonte, etc. Plombs, cuivres et étains. Un volume. . . . . **2** fr.

Cuisinière bourgeoise (Manuel complet de la), contenant un Guide pour les personnes en service, les soins du ménage, des appartements, de la vaisselle et du linge; service de la table suivant le nombre des convives; la manière de découper; les cuisines : française, anglaise et italienne; la pâtisserie, les confitures, etc., etc., par Mlle CATHERINE. Un gros vol., cartonné. . . . . **3** fr. **50**

Cuisinière bourgeoise, par Mlle THÉRÈSE. Un volume, cartonné . . . . **1** fr. **25**

Cuisinière des restes (La). Potages, sauces, purées, ragouts, rôtis, poissons, etc., par Mlle Virginie Étienne. Un volume illustré . . . . **2** fr.

Culture des plantes d'appartement en pots, en caisses, en jardinières. Prix . . . . **1** fr. **25**

Danse (Traité de la), par Desrat. Les Danses françaises et étrangères, anciennes et modernes; suivi du **Cotillon et ses figures**. Un volume. . . . . **2** fr.

Distillateur (Manuel du). Fabrication des liqueurs et des parfums sans appareils, par Ch. Delannoy. Un volume, nombreuses figures. . . . . **2** fr.

Équitation (Traité d'), contenant l'art de monter à cheval et les principes pour connaître, dresser, nourrir et panser les chevaux, d'après La Guérinière. Un volume illustré. **2** fr.

Engrais (Les) chimiques et naturels . . . . **2** fr.

Formulaire des actes qu'on peut faire soi-même ou actes sous-seing privé, par Prudhomme. Un volume. . . **2** fr

---

Garde Champêtre (Manuel du) et du messier; ou traité raisonné de leurs fonctions; comprenant un commentaire du code rural, par Marc Defaux. Un volume . . . **3** fr. **50**

Gymnastique (Traité de) à l'usage des lycées, collèges, sociétés de gymnastique, et des jeunes filles . . . . **2** fr

---

Hygiène à table par le Dr Foveau de Courmelles. . **2** fr

Jardinier (Manuel théorique et pratique du), contenant les connaissances élémentaires de la culture, la taille des arbres, la culture des plantes potagères, des arbres fruitiers, des arbres et plantes d'ornement, des plantes de serre chaude et tempérée, etc. Un volume in-8 de 600 pages, par Deschamps, nombreuses figures. . . . . **7** fr **50**

rdinier (Manuel du), contenant les époques des semis, la aille des arbres, la description et la culture des plantes potaères et d'ornement, des plantes d'orangerie et de serre, par Boitard. Un gros volume cart., nombreuses fig. **3** fr. **50**

---

rdinier (Manuel du), contenant tout ce qui concerne la ulture des jardins potagers et fleuristes, la taille des arores, etc., par Vincent Lucas. Un volume illustré. **2** fr.

---

rdinier (Guide manuel du), contenant l'art de cultiver et de lécorer les jardins, par Ragonnot-Godefroy . . **1** fr. **25**

ıx de Cartes (Manuel des). Un volume in-12. . . **2** fr.

---

iterie modèle (La). Traitement du lait et de la crème; abrication des beurres et fromages, leurs falsifications dé oilées. Un volume, figures explicatives. . . . . . **2** fr.

---

gnétisme et Hypnotisme, contenant la théorie pratique e tous les moyens en usage pour faire naître le sommeil omnambulique, par le Dr Stevenson. . . . . **2** fr.

---

ladies et Hygiène de l'enfance, par le Dr Foveau de ourmelles . . . . **2** fr.

eaux d'agrément. L'art de les élever en volière et en ge, de leur apprendre à siffler, chanter et parler, et de révenir et guérir leurs maladies, par Delaplace. **1** fr. **25**

ation (Traité de), par Roger, ou l'Art de nager en rivière en mer. Un volume, nombreuses figures. . . . . **2** fr.

---

inage (Traité du), par Georges Deney, suivi du règleent du Cercle des Patineurs. . . . . **2** fr.

---

issier français (Le), contenant la manière de préparer i-même toutes les pâtisseries, sirops, liqueurs et rafraîissements pour bals et soirées. Crèmes, glaces et sorbets, ar Bernard. . . . . **2** fr.

Pêche en eau douce (La), contenant tous les principes de pêche à la ligne. la description des engins, les mœurs d poissons et les eaux où ils se tiennent; la réglementation droit de pêche, par H. DE LA BLANCHÈRE 2

Pêcheur (L'art du), contenant tous les renseignements néc saires au pêcheur à la ligne . . . . 1 fr.

Photographie (La). Matériel, atelier, laboratoire, devis app ximatif, opérations, plaques, photographie instantan photographie à la lumière artificielle, agrandissements, e par CH. DE MAINBRESSY. 2

Phrénologie, d'après LAVATER, GALL et SPURZHEIM. No breuses figures. 2

Politesse (Manuel de la), des usages du monde et du sav vivre, par Mme J.-J. LAMBERT. 2

Propriétaires (Manuel des), locataires et entrepreneurs, L. DELANOUE 2

Secrétaire des enfants (Le nouveau). Lettres pour les f et le jour de l'an, par Mmes EUGÉNIE et LAURE FIOT. 2

Secrétaire général (Le), contenant des modèles de pétiti des instructions relatives à tous les usages de la corresp dance, lettres de fêtes, de bonne année, de condoléance recommandation, de remerciements, etc., etc.; lettres commerce et d'affaires, etc. 2

Secrets de toilette (Mille et un), d'hygiène et d'écono domestique, par Mme DE BEAUVAL. 2

Sténographie (La). Méthode simplifiée pour l'apprer sans maître . . . .

Taille des arbres fruitiers, par BUTREX DE MORINE. volume illustré. . . . . 1 fr

Tenue des livres (La). Méthode simplifiée mise à la portée de tout le monde, par PRUDHOMME. Édition contenant le code de commerce et la loi sur les sociétés. . . . 2 fr.

Tireur (Manuel du). Armes de guerre, de précision et de chasse; armes à répétition; tir au pistolet et au revolver; à l'usage des amateurs et des sociétés de tir, par le CAPITAINE D. Prix. . . . . 2 fr.

Vélocipédiste (Manuel du). Historique, description des machines, choix, entretien. Hygiène des cyclistes; conseils pratiques pour la route; réglementation de la vélocipédie militaire. Nouvelle édition . . . . 2 fr.

Vétérinaire (Manuel du), ou Traité des maladies du cheval et des remèdes qu'on doit employer pour les guérir, d'après les traités les plus récents. Nombreuses figures. . . 2 fr.

Vigneron (Manuel du). Nombreuses figures; par Schlœsing. Prix. . . . . 2 fr.

COLLECTION DE VOLUMES

SUR

LES ARTS DU DESSIN

Aquarelle. Lavis, gouache, détrempe, camaïeu, fresque et miniature. Traité théorique et pratique indiquant la manière de peindre sur papier, parchemin, ivoire, bois, plâtre, étoffe et métaux, suivi de la *peinture au pastel*, par E. DUBOIS. 1 vol. in-8. . . . . 1 fr. 50

Dessin (Traité du). Notions préliminaires, premiers essais, perspective, division et pratique du dessin, etc. 1 volume in-12, nombreuses figures. . . . . 2 fr. »

Fusain (Le), suivi du dessin au crayon, à la mine de plomb, à l'estompe, à la sanguine et à la plume. Papiers, plumes, crayons, exécution; manière de fixer les dessins; encadrements. D'après les méthodes des Maîtres, par E. DUBOIS. 1 volume in-8. . . . . **1** fr. **50**

Peinture à l'huile (traité théorique et pratique), indiquant la manière de peindre, la préparation et l'application des couleurs. Suivi de l'art de conserver et de restaurer les tableaux, par E. DUBOIS. 1 volume. . . . . . . **1** fr. **50**

Perspective linéaire et aérienne (Traité théorique et pratique de) appliqué aux arts du dessin, par E. DUBOIS. 1 vol. in-8. **1** fr. **50**

Photographie (La), mise à la portée de tous. Procédés au collodion, plaques au gélatino-bromure, papier pelliculaire, épreuves au charbon, photographie instantanée. Édition ornée de nombreuses figures, précédée d'une notice historique, par E. DUBOIS. 1 volume in-8. . . . . . . **1** fr. **50**

Porcelaine (Peinture sur), émail, faïence, verre et barbotine pâte dure, pâte tendre, biscuit, préparation et application des couleurs. Suivi de l'**Art de cuire**, par E. DUBOIS 1 volume in-8. . . . . **1** fr. **50**

Statuaire (La), TERRE CUITE ET SCULPTURE, modelage et moulage des bustes, statues, bas-reliefs et ornements d'architecture. Terre, cire, plâtre, marbre, pierre, bois, ivoire albâtre, etc., par E. DULOIS. 1 volume in-8. . . **1** fr. **50**

Bibliothèque d'Hygiène et de Médecine
USUELLES

L'Hygiène à Table, soins de l'estomac, par le Dr FOVEAU DE COURMELLES, lauréat de l'Académie de médecine. 1 vol. in-12. . . . . **2** fr.

Ouvrage honoré d'un diplôme d'honneur par la SOCIÉTÉ NATIONALE D'ENCOURAGEMENT AU BIEN.

Hygiène des voies génito-urinaires, soins et traitements des maladies intimes des deux sexes, par le Dr DÉJASON. 1 volume in-12. . . . . **2** fr. »

Traité de médecine pratique, description des maladies, premiers soins à donner, par le Dr Pierre CONDAMIN. 1 vol. in-12. . . . . **2** fr. »

L'Électricité curative, par le Dr FOVEAU DE COURMELLES. Un volume, cartonné. . . . . **4** fr. »

Bibliothèques des Jeux

ET DES AMUSEMENTS DE SOCIÉTÉ

Académie des Jeux, contenant la règle de tous les jeux de cartes, d'adresse, de calcul et de hasard ; jeux de société, de jardin, etc., préface historique de Jules ROSTAING ; illustrations de TÉLORY. 1 volume in-8 de 416 pages.. . **6** fr. »

Académie des Jeux, contenant la règle de tous les jeux de cartes, billard, échecs, dames, dominos, etc., par RICHARD. Prix. . . . . **1** fr. **25**

Amusements de société (Les mille et un). Recueil de tours d'adresse, de cartes ou d'escamotage, de subtilités ingénieuses, de récréations mathématiques, d'expériences de physique, etc., avec gravures pour l'intelligence du texte. 1 volume. . . . . **2** fr. »

Baccara (Le) théorique et pratique, examen et règle de tous les cas possibles, par LAUN. 1 volume in-8. . . . **1** fr. **50**

Billard (Le), par VIGNAUX. Règle du jeu, théorie des effets, coups de série, détermination du point de choc, quantité de billes, angle de déviation, visé spécial des coups de finesse. Série de la ligne, série américaine. 1 volume in-8 de 410 pages et 232 figures. . . . . **6** fr. »

Billard (Manuel du Jeu de), par Désiré LEMAIRE. Principe généraux, théorie du billard, explication des coups et ma nière de les exécuter. 1 volume in-8 avec 40 pl. . **5** fr.

Binettes contemporaines (Un million de). Biograph comique, par COMMERSON, soixante portraits dessinés pa NADAR et gravés par DIDLOT. 1 volume . . . . . **2** fr.

Bonne aventure dans la main (La). Éléments de chiro mancie, divination et explication de l'avenir, par TEYNIE 1 beau volume renfermant de très nombreuses planche représentant les différents signes qui peuvent se trouv dans la main. . . . . **2** fr.

Calembours (Dictionnaire des). Jeux de mots, lazzis, coq-l'âne, quolibets, quiproquos, amphigouris, etc., recueil par Eugène LE GAI. 1 volume. . . . . **2** fr.

Cartes (Art de tirer les) avec explication claire et facile toutes les cartes du jeu de piquet, leur interprétation signification, d'après ETTEILLA, Mlle LENORMAND, e 1 volume. . . . . **2** fr.

Cartes (Art de tirer les) suivi des premiers éléments de chiromancie, par Mlle LENORMAND. 1 volume. . **1** fr.

Cartomancie (La véritable) expliquée par la célèbre sybi française, édition ornée de 1750 figures. 1 vol. . **6** fr.

Chansons (La Fleur des) françaises, choix de chansons miques, romances, chansonnettes, rondes, vaudevilles, e 1 volume in-8 illustré de 100 vignettes, par EMY. **3** fr.

Chiquenaudes (Un million de) et menus propos tirés de *Gazette de Merluchon*, par COMMERSON, illustrations NADAR et FAUSTIN. . . . . **2** fr.

Courses (Guide pour gagner aux). Manuel du parieur, con nant : l'historique des courses, les différents genres de pa et une théorie complète basée sur les résultats des derniè années permettant de gagner, par LAUN. 1 vol. . **2** fr.

roquet français (Stratégie raisonnée du Croquet français), par A. DESPRÉS. 1 volume in-8, 90 figures. . . . **1 fr. 50**

---

ames (Guide manuel du Jeu de). Règles, principes et instructions pour le bien jouer, par GRÉGOIRE. 1 volume in-8, nombreuses planches.. . . . . **3 fr. 50**

---

ames (Traité du Jeu de), par MANOURY. 1 volume, format anglais; nombreuses figures.. . . . . **1 fr. »**

---

evinettes et Calembours, anecdotes, plaisanteries, proverbes français et étrangers, par Hilaire LE GAI. **1 fr. 25**

---

arté (Traité du Jeu de l'), par LAUN; contenant les règles du jeu et donnant au joueur, dans tous les cas et d'une manière certaine le moyen, de savoir s'il doit jouer ou faire jouer d'autorité. 1 vol, in-8.. . . . . **1 fr. 50**

---

hecs (Le Jeu des). Lois fondamentales et règlements. Essais héoriques sur les ouvertures. Recueil des parties jouées entre les plus forts joueurs au *Tournoi international de* 867 et dans les différents matchs, analysées par NEUMANN t ARNOUS DE RIVIÈRE. 1 volume in-8.. . . . **12 fr. »**

---

hecs (Analyse du Jeu des), par PHILIDOR. Édition illustrée le 50 planches et représentant, par des figures, les positions es plus intéressantes pour les coups difficiles et les fins de arties. 1 volume in-8. . . . . **3 fr. 50**

---

ecs (Manuel de l'amateur du Jeu des), par STEIN. Édition laquelle on a joint une notice par JAUCOURT, un problème ar EULER, un poème sur les échecs, par CÉRUTI, etc. gros volume in-12, 34 figures. . . . . **5 fr. »**

---

ecs (Traité théorique et pratique du Jeu des), rédigé par ne société d'amateurs sur les ouvrages les plus célèbres. volume. . . . . **4 fr. 50**

---

ecs (Nouveau manuel illustré du Jeu des), par ARNOUS RIVIÈRE. Lois et principes, classification des débuts, rties modèles, fins de parties, etc. Études et observations ouvelles. 1 volume in-8. . . . . **3 fr. 50**

Échecs. La règle, la marche, termes explicatifs, conseils fins de parties, par PHILIDOR, recueillis par BONNEVEIN 1 volume in-12 illustré. . . . . **1** fr.

Gall (Le Docteur). L'Art de connaître les hommes par phénologie. 1 volume illustré. . . . . **1** fr.

Graphologie (Traité de) ou l'Art de connaître les homm par l'écriture, contenant les origines de la Grapholog son utilité, les signes graphologiques, le caractère de l'éc ture, majuscules, miniscules, signatures et paraphes, par Dr C. RUYS. 1 volume in-12, nombreuses figures. **2** fr.

Grand Etteilla (Le) ou Art de tirer les cartes; conten une introduction rappelant l'origine des cartes; l'indicati la reproduction et l'explication des 78 tarots composan véritable livre de THOT; une méthode au moyen de laqu on peut apprendre soi-même à tirer les cartes. 1 gros lume. . . . . **5** fr.

Jeux et exercices pour le développement des aptitudes p siques de la jeunesse, par G LAUN. 1 volume, nombre figures. . . . . **2** fr.

Jeux innocents de société (Recueil de), par Mme J.-J. L BERT. 1 volume. . . . . **2** fr

Jeux de Salons (Petits) et patiences. Recueil de Jeux cartes à banque et sans banque que l'on peut jouer famille; et nouvelles patiences, par LAUN. 1 vol. **2** fr

Langage des fleurs (Le), par Mme J.-J. LAMBERT. 1 vol avec bouquets allégoriques coloriés. . . . . . . **2** fr

Lavater. Les Secrets de la physionomie dévoilés. Édi illustrée.. . . . . **1** fr

Magicien des salons (Le), ou le Diable couleur de Recueil nouveau de cours de physique, d'escamotag chimie récréative, tours de cartes, etc., par RICHARD. 1 nombreuses figures. . . . . **3** fr

Manille (Traité de la), par LAUN, contenant l'indication de toutes les ruses et les finesses de ce jeu. 1 vol. in-8. **1** fr. **50**

Oracle (L') des dames contenant l'art de prédire l'avenir avec un cadran, une épingle, des dés, etc., etc., par Mlle LENORMAND.. **2** fr. »

Oracles des Dames et des Demoiselles, répondant à toutes les questions sur le passé, le présent et l'avenir, d'après la méthode de TRISMÉGISTE. . . . . **1** fr. **25**

Piquet (Traité du Jeu de), par ROBERT. 1 volume. . **1** fr.

Poker (Traité complet du Jeu de), contenant la marche du jeu, les ruses et les finesses pour le bien jouer, traduit de l'anglais par MAY. . . . . **1** fr. **50**

Prescience (La) ou Grande Interprétation des songes, rêves et visions. Traité curieux extrait de tous les ouvrages des auteurs anciens et modernes qui se sont adonnés à l'étude de la philosophie et à l'explication des sciences occultes. 1 gros volume in-12, nombreuses figures. . . . **3** fr. **50**

Prophéties (Les) de MICHEL NOSTRADAMUS, divisées en 10 centuries, dont plusieurs n'ont pas encore été imprimées. Suivi des révélations de sainte BRIGITTE et des prophéties de THOMAS-JOSEPH MOULT. 1 volume. . . . . **5** fr.

Prophéties (Les) de THOMAS MOULT. Édit. compl. **1** fr. **25**

Roulette et le Trente et Quarante (La), par MARTIN GALL, contenant l'exposé théorique de la formation des coups et des écarts, une étude spéciale de la roulette, les différents systèmes usités par les joueurs, leur inanité, l'art de bien engager et de bien défendre son argent, les parolis, martingales, montantes et descendantes, des avantages du ponte, du refait; une étude spéciale de trente et quarante, des pointages, échelles et autres documents propres à favoriser les combinaisons des joueurs. 1 vol. gr. in-8. **12** fr.

Roulette (Traité complet de la), par GRÉGOIRE. Nouvelle édition suivie des principes de bien jouer à la Roulette, par le Dr LAUN. . . . . **5** fr.

Songes (La Clef des) ou explication des songes, rêves et visions, par Mlle LEMARCHAND . . . . **2** fr.

Songes (Le Grand Traité des), édition augmentée de l'art de lire dans le marc de café. . . . . **1** fr. **25**

Tours de cartes (Recueil complet de), par TISSOT. 1 volume illustré de nombreuses figures explicatives. . . . . **2** fr.

Tours de physique amusante (Recueil de). Manuel de prestidigitation moderne. Tours d'escamotage, tours d'adresse, magie blanche, etc. . . . . **2** fr.

Trictrac (Traité du Jeu de) et **Jaquet**, par RICHARD. Nombreuses figures. . . . . **1** fr.

Whist (Traité élémentaire du Jeu de), par BERNARD. **1** fr.

RÈGLES DE JEUX A 0 fr. 50

Besigue et Cinq-cents.
Billard.
Boston.
Croquet et Lawn-tennis.
Dames.
Domino.
Écarté.
Échecs.
Manille aux enchères.
Piquet à 2, 3 et 4 joueurs.
Rams, Poker et Polignac.
Roulette et Trente et Quarante.
Trictrac et Jaquet.
Whist et Bridge.

CARTES

Le Grand Jeu de l'oracle des Dames. 78 Cartes-Tarots imprimés en chromolithographie à l'imitation des miniatures du xve siècle, renfermées dans un étui illustré et accompagnées d'un livret donnant l'explication claire et facile de toutes les cartes . . . . **11** fr.

Grand Jeu des Tarots égyptiens ou Livre de THOT ›our servir au Grand Etteilla. 78 cartes coloriées avec livret :xplicatif, renfermées dans un étui. . . . . **7** fr. **50**

COLLECTION DE VOLUMES ILLUSTRÉS

POUR ÉTRENNES

s Aventures de Robert-Robert et de son fidèle compagnon 'oussaint Lavenette, par LOUIS DESNOYERS, douzième édi- .on. Un fort volume grand in-8 illustré de nombreuses ravures hors texte, par E. MAS. Cartonné toile, fers spé- iaux, tranches dorées. . . . . **10** fr.

VOLUMES FORMAT IN-12 ILLUSTRÉS

eliés toile, tranches dorées. Chaque volume. **3** fr. **50**

Aventures de Robert-Robert et de son fidèle com- ıgnon Toussaint Lavenette, par LOUIS DESNOYERS. 1 vol.

tes des fées de Perrault, illustrés de 120 vignettes. ır HENRY EMY. . . . . 1 vol.

Quichotte de la Manche, par MIGUEL CERVANTES, ıduction de RÉMOND, illustré de 120 gravures. . 1 vol.

les de La Fontaine. Nouvelle édition, illustrée de o vignettes par PAUQUET et de 4 grands dessins par EMY. . . . . 1 vol.

Iagasin des Enfants, par Mme LEPRINCE DE BEAUMONT. › vignettes et 4 grands dessins par TÉLORY. . . 1 vol.

ıges de Gulliver, par SWYFT, traduction de l'abbé SFONTAINES. 100 vignettes par TÉLORY. . . . . 1 vol.

Paul et Virginie, par BERNARDIN DE SAINT-PIERRE. 4 gr dessins et 75 vignettes par TÉLORY. 1

Le Vicaire de Vakefield, par OLIVIER GOLDSMITH, traduc de M. AIGNAN de l'Académie française. Ill. anglaise. 1

Sans Mère, par Mme DE BOSGUÉRARD, nombreuses illu tions d'ÉMILE MAS. 1

A travers les choses du Temps jadis, par Gus GÉRARD, illustrations d'ÉMILE MAS. 1

Fables de Florian. Nouvelle édition suivie d'un nou choix de fables. Illustrations de PAUQUET. 1

Les Marins, par BENJAMIN PIFTEAU, nombreuses illustra dans le texte et hors texte. 1

Les Hommes de guerre. par BENJAMIN PIFTEAU, illus nombreuses gravures. . . . .

Contes des fées, par Mme D'AULNOY et Mme LEPRIN BEAUMONT. 100 vignettes. . . . .

Papa, histoire d'un brave homme, par Mme DE Bo RARD, illustrations hors texte et dans le texte. . .

Robinson Crusoé, par DANIEL DE FOË, traduction nou illustrations d'ÉMILE MAS. . . . .

Buffon. Histoire Naturelle, description des anima plus remarquables, nombreuses gravures. . . . .

Le Robinson Suisse ou la Famille naufragée, par J.-R nombreuses illustrations d'ÉMILE MAS. . . . .

Imp. J. Dumoulin, à Paris.